PFLEGEMODELL FÜR STATIONÄRE HOSPIZE

HOSPICE CARE MODELL

Theorierahmen und pflegepraktische
Aspekte der Modellumsetzung

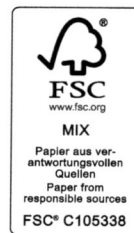

Bibliografische Information der Deutschen Nationalbibliothek:
Die Deutsche Nationalbibliothek verzeichnet diese Publikation in der Deutschen
Nationalbibliografie; detaillierte bibliografische Daten sind im Internet über
http://dnb.dnb.de abrufbar.

Herstellung und Verlag: BoD – Books on Demand, Norderstedt

ISBN: 978-3-7347-7362-4

Die hier vorliegende Modellfassung ist unter Mitwirkung zahlreicher Akteure aus der Hospizgemeinschaft entstanden. Mein Dank gilt:

Pflegewissenschaftliche Begleitung: Marianne Rahner

Moderation: Claudia Luz

Unter Mitwirkung von:

Kerstin Bergmann (Hospiz Chemnitz)

Maria Bohndieck (mission:lebenshaus Hospiz am Wattenmeer, Laurentius Hospiz Bremen)

Katharina Caspelherr (Hospiz Essen Steele)

Claudia Deichsel (Hospiz am Buck Lörrach)

Andreas Deutsch (St. Elisabeth-Hospiz Marburg)

Eva Maria Dippel (St. Elisabeth-Hospiz Marburg)

Christian Freitag (Hospiz veritas Lübbecke)

Silke Grau (Hamburger Hospiz im Helenenstift)

Sabine Große (Hospiz Amalie-Sieveking-Haus Lüdenscheid)

Antje Hanisch (Anhaltische Hospiz- und Palliativgesellschaft Dessau-Roßlau)

Danny Hase (Hospizhaus Wolfsburg)

Maik Hinrichs (mission:lebenshaus Hospiz am Wattenmeer, Varel)

Eileen Hurtz (AWO Hospiz Bad Münder)

Stephanie Kaiser (AWO Hospiz Bad Münder)

Bianca Kalz (Hospiz zum hl. Franziskus Recklinghausen)

André Karn (Anhaltische Hospiz- und Palliativgesellschaft Dessau)

Yvonne Knamm (Anhaltische Hospiz- und Palliativgesellschaft Zerbst)

Lucyna Krzeminski (Hospiz Mutter Teresa GmbH Iserlohn)

Judith Leiße (Hosta Stationäres Hospiz Rhein-Erft Erftstadt)

Heike Lenze (Hospiz zum hl. Franziskus Recklinghausen)

Sabine Lippert (Hospiz Chemnitz)

Regina Lorenz (Christliches Hospiz "Am Roten Läppchen" Hamm)

Constance Micurda (Hospiz veritas Lübbecke)

Monja Mika (Evangelisches Hospiz Mülheim an der Ruhr)

Simone Mühlenweg (Hospiz veritas Lübbecke)

Klaus-Dieter Proost (Hospizhaus Wolfsburg)

Luisa Reicksmann (Hospiz St. Veronika Thuine)

Martina Reykowski (Hospiz Anna Katharina Dülmen Coesfeld)

Christine Schäper (Hospiz Amalie-Sieveking-Haus Lüdenscheid)

Axel Schaude (Hospiz Agathe Streicher Ulm)

Kathrin Schröpf (Anhaltische Hospiz- und Palliativgesellschaft Chemnitz)

Verena Tophofen (Hosta Stationäres Hospiz Rhein-Erft Erftstadt)

Dr. Paul Timmermanns (Bundes-Hospiz-Akademie)

Karola Vocke (Hospiz St. Veronika Thuine)

Andreas Wagner (Hospiz St. Peter Oldenburg)

Sigrid Woda (Friedel-Orth-Hospiz Jever Bremen)

INHALT

ABKÜRZUNGEN

ABEDL	Aktivitäten und existenzielle Erfahrungen des täglichen Leben
ATL	Aktivitäten des täglichen Lebens
BAG	Bundesarbeitsgemeinschaft
BVerfGE	Bundesverfassungsgerichtsentscheidung
HNO	Hals-Nasen-Ohren
Hrsg.	Herausgeber
i.d.F.	in der Fassung
P(T)DCA	Plan - (Talk) - Do - Check - Act
SGB	Sozialgesetzbuch
WHO	World Health Organization

ABBILDUNGEN UND TABELLEN

GLOSSAR

pathisches Wahrnehmen	Ein am eigenen Leib erfahrbares Wahrnehmen des Körperraumes sowie des räumlichen Kontextes des Gegenübers.
unverbildet	noch ganz natürlich empfindend.
Metaparadigma	Pflegewissenschaftliche Orientierungshilfe zur Erfassung des pflegerischen Bezugsrahmens.
Gast	Vom erkrankten Menschen wird in den Hospizen als „Patient", „Bewohner" oder „Gast/Hospizgast" gesprochen. Im Pflegemodell für stationäre Hospize wurde sich darauf geeinigt, den Begriff „Gast" aufgrund des Bezugs zu den hospizlichen Wurzeln zu verwenden.
Zugehörige	Begriff umfasst sowohl Angehörige, Freunde als auch vertraute Menschen.

VORWORT

Die Hospizidee ist in der Gesellschaft angekommen und hat sich weitestgehend institutionalisiert. Für viele sterbende Menschen ist das Hospiz mittlerweile ein Zufluchtsort, ein Ort, der eine besondere menschliche Begegnung und Begleitung in der letzten Lebensphase ermöglicht. Dort, wo der Heilung, Mobilisierung oder Rehabilitation jedoch weniger Bedeutung geschenkt wird als einer Geborgenheit spendenden und einfühlsamen Sterbebegleitung, sind an die Pflegetätigkeit besondere Anforderungen zu stellen.

Hospizpflege ist höchst individualisiert und gestaltet sich von Moment zu Moment im jeweiligen Dialog mit dem Sterbenden[1/2] und dessen Zugehörigen. Sie ist in ihrem Kern kaum standardisierbar und daher nur schwer kompatibel mit den gängigen pflegewissenschaftlichen Modellen und Theorien. Dies ist keineswegs verwunderlich, betrachtet man die Ursprünge der Hospizbewegung. In ihren Anfängen entstand die Hospizpflege geradezu unverbildet aus einer mitfühlenden, inneren Haltung der Nächstenliebe heraus, die in Zitaten wie ‚Du zählst, weil Du Du bist'[3] oder ‚den Tagen mehr leben schenken'[4] ihren Ausdruck fand. Pflege war fachlich kompetent, wenngleich auch hoch intuitiv in ihrer Herangehensweise und vom Ansatz her keiner bestimmten Struktur folgend. Heute sieht sich die Hospizpflege zunehmend der auch gesetzlichen Herausforderung gegenüber, ihr Selbstverständnis sowie ihre Individualität in ein theoriegeleitetes Handeln zu überführen, nicht zuletzt, um den geforderten Qualitätsvorgaben gerecht zu werden.

Bemüht man die gängige Pflegefachliteratur, so lassen sich kaum Hinweise auf ein hospizspezifisches Pflegemodell finden. Mitunter wird der Versuch unternommen,

---

[1] Im Sinne einer guten Lesbarkeit wird in dieser Arbeit zumeist die männliche Form von personenbezogenen Hauptwörtern verwendet, so etwa ‚Sterbender' oder ‚Mitarbeiter' etc. Eine Benachteiligung - gleich welcher Art - soll damit nicht verbunden sein.

[2] Psychologisch betrachtet gilt ein Mensch als ‚Sterbender', wenn er objektiv vom Tode bedroht ist und sich dieser Bedrohung bewusst ist. Vgl. Becker/Xander, Zur Erkennbarkeit des Beginns des Sterbeprozesses, in: Bormann/Borasio (Hrsg.), Sterben: Dimensionen eines anthropologischen Grundphänomens, S. 116 (124).

[3] Saunders, zitiert nach Büssing/Frick, Psychosoziale und spirituelle Bedürfnisse chronisch Kranker, in: Büssing/Surzykiewicz/Zimowski (Hrsg.), Dem Gutes tun, der leidet, S. 3 (7).

[4] Saunders, zitiert nach Löser, Pflegeplanung in der Palliativpflege, S. 7.

bereits bestehende, etablierte Pflegetheorien auf das pflegerische Hospizgeschehen zu übertragen, was häufig nur in Ansätzen gelingt.[5]

Das hier vorliegende ´Pflegemodell für stationäre Hospize` ist auf der Basis einer bundesweit angelegten Interviewreihe mit etwa 190 stationären Hospizen im Vorfeld der Anfertigung einer Bachelorarbeit entstanden. Die Abschlussarbeit ist auf dem Schriftenserver (OPUS) der Hochschule Osnabrück online einsehbar ist. In den vergangenen Monaten wurde der entwickelte Modellansatz sodann unter pflegewissenschaftlicher Begleitung im Rahmen eines strukturierten Fachdiskurses mit Hospizvertretern aus unterschiedlichen Bundesländern reflektiert, überarbeitet und konsentiert.

Das ‚Pflegemodell für stationäre Hospize' beabsichtigt, zu einem besseren palliativen Pflegeverständnis beizutragen. Es versteht sich als Unterstützung für eine theoriebasierte, hospizliche Pflegepraxis. Es gewährt einen theoretischen Bezugsrahmen für die palliative Pflege und Betreuung sterbender Menschen und deren Zugehörigen in einem stationären Hospiz. Dieser Bezugs- oder Handlungsrahmen gibt jedoch keine normativen Strukturen vor, sondern eröffnet theoriegeleitete Räume, die es ermöglichen, dem Sterbenden in der konkreten Pflegehandlung situativ, individuell, flexibel und intuitiv zu begegnen.

Osnabrück im Juni 2019
Miriam Püschel

---

[5] Vgl. nur Rumbke, Pflege im stationären Hospiz: Aufgaben und Ziele, in: BAG Hospiz e.V. (Hrsg.), Stationäre Hospizarbeit, Teil 2, S. 15 ff., der die ‚familien- und umweltbezogene Pflege nach der Theorie des systemischen Gleichgewichts' von Marie-Luise Friedemann auf die hospizliche Pflege anwendet.

A. GRUNDGEDANKEN ZUR MODELLENTWICKLUNG

Betrachtet man die geschichtlichen Wurzeln der Pflegewissenschaft, so lassen sich die ersten Bemühungen Florence Nightingales um theoriebasierte Pflegehandlungen auf das beginnende 20. Jahrhundert datieren.[6] In der Folge entwickelte sich die Pflege zu einer eigenständigen Profession mit eigenem Ausbildungsprogramm.[7] Es sollte jedoch noch einige Jahre dauern, bis es etwa Mitte der fünfziger Jahre im angloamerikanischen Raum zur Akademisierung des Pflegestandes kam.[8] In dieser Zeit und in den Jahren danach entstanden die ersten wissenschaftlich fundierten Pflegetheorien, hier insbesondere basierend auf den Ansätzen von Peplau, Abdellah, Orlando, Travelbee, Rogers und Orem.[9] Hingegen kam es im deutschsprachigen Raum erst zu Beginn der achtziger Jahre zu einer zunehmenden Theorieentwicklung.[10] Zu dieser Zeit und in den folgenden Jahren formulierten insbesondere Juchli, Friedemann, Krohwinkel und Böhm ihre Pflegeansätze, die in der Bundesrepublik Deutschland nach wie vor hohe Bekanntheit genießen.

Gleichwohl hat sich in Deutschland bisher kein vereinheitlichtes Pflegemodell etablieren können. Das Fehlen einer Verständigung auf ein gemeinsames Pflegemodell ist wenig erstaunlich, bedenkt man, dass die meisten Pflegetheoretikerinnen ihre Ansätze aus einer individuell erlebten Pflegerealität heraus formulierten. Diese sind demnach häufig entstanden auf der Basis persönlicher Erfahrungen, fachgebietsspezifischer Fragestellungen sowie unter dem Einfluss bestimmter zeitlicher Epochen.[11] Hervor traten also Theorieansätze, die methodisch und inhaltlich stark vom jeweiligen Fachgebiet geprägt waren und sind. Pflegemodelle beziehen sich daher häufig auf einen ganz bestimmten Pflegekontext, was ihre Übertragbarkeit auf andere Pflegebereiche nicht selten erschwert bis unmöglich macht. Wohl aber können Ideen, einzelne Konzepte und Philosophien aus ihnen entlehnt und für ein ‚neues' oder ‚eigenes' Pflegemodell fruchtbar gemacht werden. Es kommt daher nicht von ungefähr, dass die heutige Pflegewissenschaft vermehrt dazu anrät, verschiedene Modelle und Theorien zu bemühen, um die

---

[6] Vgl. Meleis, Pflegetheorien, S. 61.

[7] Vgl. Agoston, Menschenwürde in der Pflege, 2010, S. 19.

[8] Vgl. Meleis, Pflegetheorien, S. 61, 62.

[9] Vgl. Lauber, Pflegetheorien, in: Lauber (Hrsg.), Grundlagen beruflicher Pflege, Band 1, S. 86 (94).

[10] Vgl. Agoston, Menschenwürde in der Pflege, S. 19.

[11] Meleis, Pflegetheorie, S. 48.

eigene, zu beschreibende Pflegerealität wissenschaftlich zu verifizieren. Man spricht in diesen Fällen auch von ‚Multimodellen' oder ‚Patchworkmodellen'.[12]

Auch das vorliegende ‚Pflegemodell für stationäre Hospize' enthält Entlehnungen, Impulse, Philosophien sowie Lösungs- und Erklärungsansätze aus anderen Pflegemodellen, die für die Pflegetätigkeit in einem Hospiz herangezogen werden können. So findet sich hier so mancher Ansatz wieder, wie etwa die systemischen Ansätze, die auf Friedemann und Neumann zurückgehen, die von Watson beschriebene Zuwendungsorientiertheit, aber auch die auf Peplau fußende hohe Bedeutung der zwischenmenschlichen Beziehung sowie die humanistische Pflege nach Paterson und Zderad, nur, um ein paar Beispiele zu benennen. Nicht zuletzt bleibt auch der Ansatz nach Krohwinkel, dessen klare Modellstruktur sich in vielen Pflegebereichen bewährt hat, nicht unberücksichtigt.

Den Rahmen des ‚Pflegemodells für stationäre Hospize' bilden die formulierten Anforderungen der befragten Hospize an ein hospizliches Pflegemodell, die in der nachfolgenden Skizze näher dargestellt werden:

---

[12] Vgl. hierzu ausführlich Neumann-Ponesch, Modelle und Theorien in der Pflege, S. 255 ff.

Sterbender und sein Umfeld

Erhalt der Lebensqualität

- Wahrung von Würde, Autonomie, Selbstbestimmung und Individualität
- Ressourcen, Bedürfnisse und Wünsche
- Vertrauen, Sicherheit, Zuwendung
- Den ‚Alltag' erhalten und leben

Fachliche und überfachliche Pflegekompetenzen

- Fähigkeit, eine hospizliche Haltung zu entwickeln
- Fachkompetenzen im palliativen (physischen sowie psychischen) Symptommanagement
- Erfahrungswissen
- Fähigkeit zur (Selbst-)Reflexion
- Situative Handlungskompetenz
- Wahrnehmungs- und Beobachtungsgabe
- Fähigkeit, Kontakt, Beziehung und Kommunikation bewusst zu gestalten
- Einfühlungs- und Empathievermögen
- Kommunikationskompetenz
- Beratungs- und Betreuungskompetenz

Psychosoziale, spirituelle Begleitung

- ... des Sterbenden und seiner Zugehörigen im täglichen Kontakt
- Biographiearbeit
- Sterbe- und Trauerbegleitung
- Förderung einer Trauerkultur

Hospizliche Arbeitsorganisation

- Praxistauglichkeit des Modellansatzes
- Menschennahe Pflegeorganisation (Konzept der Beziehungspflege)

B. THEORIERAHMEN DES PFLEGEMODELLS

I. Hospizliche Wurzeln, Traditionen und Palliativpflege

Der Begriff Hospiz leitet sich aus dem Lateinischen ab. Das Wort ‚hospizium' assoziiert eine Herberge[13], in der Menschen willkommen sind, verweilen dürfen und in der Gastfreundschaft gelebt wird. Ein Hospiz ist im Kern daher weitaus mehr als nur eine Institution für unheilbar erkrankte Menschen mit begrenzter Lebenserwartung. Der im lateinischen Begriff ‚hospizium' verankerte Sinn beschreibt eine Wertehaltung der Gastfreundschaft, die im heutigen Verständnis in einer Geborgenheit spendenden und einfühlsamen Sterbebegleitung lebendig wird. *„Sich willkommen fühlen, Sicherheit und Vertrauen finden, wertschätzende, fürsorgliche Zuwendung erfahren, sich aufgehoben und angenommen fühlen"* mit all seinen Gedanken, Bedürfnissen, Sorgen und Ängsten sowie mit seiner Spiritualität, *„sind Werte, die in der gastfreundlichen Hospizkultur ihre Ausprägung finden."*[14]

Aus diesem gastfreundlichen Ansatz resultiert auch die zentrale Bedeutung der Idee der ‚Selbstbestimmung bis zuletzt'. Denn im Mittelpunkt der pflegerischen, psychosozialen und spirituellen Sterbebegleitung steht der betroffene Mensch mit seinem Autonomiebestreben und seinem sicheren Wissen, was gut für ihn ist. Er ist ein ‚Gast', dem mit Achtsamkeit begegnet wird und dessen Wünsche respektiert werden. Seine Lebensqualität sowie sein Wohlbefinden gilt es in seiner letzten Lebenszeit nach Möglichkeit zu erhalten bzw. gegebenenfalls zu verbessern.

Der hier beschriebene Hospizgedanke wurde maßgeblich von Cicerly Saunders geprägt, die die damalige Philosophie vom ‚guten Tod' weiterentwickelte[15] und in den sechziger Jahren das erste Hospiz gründete.[16] Im Kern war der Hospizgedanke Ausgangspunkt für eine bürgerliche Bewegung, die sich positiv von einer immer anonymer werdenden, zunehmend an der Technik orientierten Medizin abgrenzen wollte.[17]

---

[13] Vgl. Großklaus-Seidel/Flieder/Widemann, Ambulante und stationäre Palliativpflege, S. 36.

[14] Püschel/Bartlakowski, Hospiz-Qualität sichtbar machen, in: Die Schwester Der Pfleger, S. 80 (80).

[15] Vgl. Randall/Downie, Philosophie der Palliative Care, S. 13.

[16] Vgl. Großklaus-Seidel/Flieder/Widemann, Ambulante und stationäre Palliativpflege, S. 36.

[17] Vgl. Randall/Downie, Philosophie der Palliative Care, S. 13, 20.

Im Jahre 2002 übertrug die Weltgesundheitsorganisation das von Saunders geprägte Verständnis von Hospizpflege in eine eigene Definition, aus der sich mittlerweile der weit verbreitete Palliative-Care Ansatz entwickelt hat.[18]

> *„Palliative Care ist ein Ansatz zur Verbesserung der Lebensqualität von Patienten/Patientinnen und ihren Zugehörigen, die mit einer lebensbedrohlichen Krankheit konfrontiert sind. Dies geschieht durch Vorbeugen und Lindern von Leiden durch frühzeitige Erkennung, sorgfältige Einschätzung und Behandlung von Schmerzen sowie anderen Problemen körperlicher, psychosozialer und spiritueller Art"*

Weiter werden folgende erläuternde Aspekte hinzugefügt:

> *„Palliative Care...*
>
> . *verschafft Linderung von Schmerzen und anderen belastenden Symptomen,*
> . *bejaht das Leben und betrachtet das Sterben als normalen Prozess,*
> . *beabsichtigt den Tod weder zu beschleunigen noch zu verzögern,*
> . *schließt psychologische und spirituelle Aspekte in die Versorgung der Patienten/Patientinnen ein,*
> . *bietet Unterstützung, die dem/der Patienten/Patientin hilft, ihr Leben bis zum Tod so aktiv wie möglich zu gestalten,*
> . *bietet Zugehörigen Unterstützung während der Erkrankung des Patienten und in der Trauerzeit,*
> . *beruht auf einem Teamansatz, um den Bedürfnissen der Patienten und ihren Familien zu begegnen, auch durch Beratung in der Trauerzeit bei Bedarf,*
> . *fördert die Lebensqualität und kann möglicherweise auch den Verlauf der Erkrankung positiv beeinflussen,*
> . *[...]"[19]*

---

[18] Vgl. ebenda, S. 13.

[19] WHO, National Cancer Control Programmes - Policies and managerial guidelines, 2nd Edition, S. 84, unter http://www.who.int/cancer/media/en/408.pdf (Mai 2019). Angelehnt an die deutsche Übersetzung der Deutschen Gesellschaft für Palliativmedizin, unter https://www.dgpalliativmedizin.de/images/stories/WHO_Definition_2002_Palliative_Care_englisch-deutsch.pdf (Mai 2019).

Die hier vorliegende Beschreibung der Palliativpflege geht weit über das Maß einer herkömmlichen Definition hinaus. Ein Blick in den Brockhaus verdeutlicht dies. Dort wird zum Begriff ‚palliativ' lediglich erklärt: *„[zu lateinisch palliare »mit einem Mantel bedecken«, »verbergen«], Medizin: krankheits-, schmerzlindernd, aber nicht die Krankheitsursache beseitigend (…)".*[20]

Im Verständnis dieser Definition wäre die Palliative Care ein pflegerisches Fachgebiet wie jedes andere auch im Gesundheitswesen; sie würde lediglich den Bereich abdecken, der sich mit der Leidenslinderung befasst, während beispielweise die HNO-Pflege ihrem Gebiet nachgeht oder die Pflege im Rahmen der Orthopädie die Gesundung des Halteapparates unterstützt.[21] Die WHO geht hier jedoch begrifflich weiter. Sie gibt in ihrer Umschreibung zur Palliativpflege sehr detailliert vor, wie und auf welchem Wege eine Pflegefachkraft Menschen in ihrer finalen Lebensphase professionell begleiten und betreuen soll.[22] Umschrieben wird zugleich eine bestimmte Wertehaltung, die sich geschichtlich bedingt aus der Hospizbewegung speist und sich an der Erhaltung bzw. Förderung der Lebensqualität und des Wohlbefindens des Sterbenden orientiert. Zu den von der WHO skizzierten Werten gehören hierbei im Wesentlichen zwei Säulen, die jedoch als eng verzahnt miteinander betrachtet werden müssen:

1. Bewusste Orientierung am sterbenden Menschen

Da wäre zunächst einmal die starke, in der Pflegepraxis vielfach auch als ‚radikal' bezeichnete Orientierung am sterbenden Menschen, einschließlich der Akzeptanz seiner Individualität. Gerade die Wahrnehmung dieser Individualität ermöglicht es erst, den Sterbenden in seiner physischen, psychosozialen und spirituellen Ganzheit und Einzigartigkeit zu erkennen, ihn zu verstehen und die Pflege an seinen Bedürfnissen, Wünschen und Entscheidungen auszurichten.[23]

Der häufig in diesem Zusammenhang auftauchende Begriff ‚radikal' weist auf eine unbedingte und konsequente Ausrichtung aller Pflegehandlungen und -entscheidungen am Sterbenden hin.[24] Denn das ist die Wurzel der palliativen

---

[20] Brockhaus, palliativ, unter https://hs-osnabrueck.brockhaus.de/enzyklopaedie/palliativ-medizin (Mai 2019).

[21] Vgl. Randall/Downie, Philosophie der Palliative Care, S. 23.

[22] Vgl. ebenda, S. 25.

[23] Vgl. Krainz/Pachschwöll, Praxiskonzept für Palliativpflege, S. 50.

[24] Vgl. Löser, Palliative Care, S. 54.

Grundhaltung. Nur der Sterbende allein kann einschätzen, was für ihn gut ist, ihn unterstützt, und was für ihn weniger wichtig ist. Er ist der *„Experte seines eigenen Lebens".*[25] Der Sterbende steht im Mittelpunkt der Palliativpflege.

2. Systematische Einbeziehung und Begleitung der Zugehörigen

Zudem erfasst die Palliativpflege auch die Wahrnehmung, Einbeziehung und Begleitung der Familie sowie der Freunde des Sterbenden, die als Zugehörige bezeichnet werden. Diese sind in vielfältiger Art und Weise an seiner letzten Lebensphase beteiligt, bringen aber auch ihre eigene, persönliche Betroffenheit ein. Zugehörige sind Begleiter für den Sterbenden, Helfer und Unterstützer in der Pflege[26], aber auch Trauernde, somit Menschen in einer Verlustsituation.[27]

Im Rahmen der Palliativpflege werden daher Zugehörige – sofern dies vom Sterbenden gewünscht wird - in den Begleitungsprozess einbezogen[28]; sie werden aber auch im Rahmen ihres gegenwärtigen Abschiedsprozesses sowie während der Sterbe- und Trauerzeit psychosozial begleitet. Aus diesem Verständnis heraus gehört zur Palliativpflege sowohl die lebensbegleitende als auch die post-mortem-basierte Trauerarbeit mit den Zugehörigen.[29] Das unterstützt sie dabei, eine eigene, für sie passende Trauerkultur zu entwickeln.

II. Philosophische Grundannahmen und Perspektiven

Die hospizlich verwurzelte Palliativpflege setzt nach alledem bei der Überzeugung an, dass eine die Lebensqualität erhaltende Pflege erst oder nur gelingen kann, wenn alle Menschen, die in dieser letzten Lebensphase betroffen und beteiligt sind, Zuwendung erfahren sowie in ihrer Individualität angenommen und einbezogen werden. Aus diesem Ansatz lassen sich verschiedene philosophische Grundannahmen und Perspektiven ableiten, die in der nachfolgenden Abbildung im Überblick dargestellt werden:

---

[25] Ebenda.

[26] Vgl. Rumbke, Pflege im stationären Hospiz: Aufgaben und Ziele, in: BAG Hospiz e.V. (Hrsg.), Stationäre Hospizarbeit, Teil 2, S. 28.

[27] Löser, Palliative Care, S. 77.

[28] Hierzu auch Bundesarbeitsgemeinschaft Hospiz e.V. u.a. (Hrsg.), Sorgsam, B 45.

[29] Vgl. ebenda, S. 75.

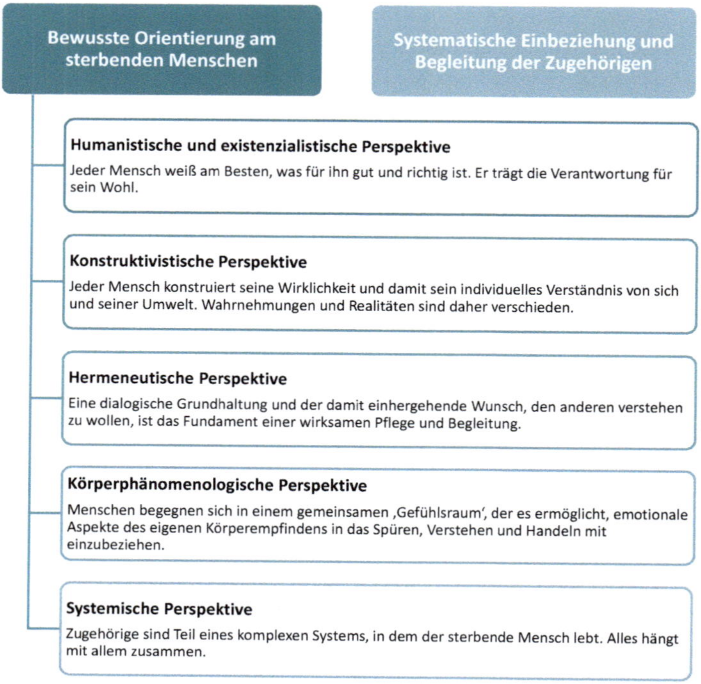

Bewusste Orientierung am sterbenden Menschen	Systematische Einbeziehung und Begleitung der Zugehörigen

Humanistische und existenzialistische Perspektive
Jeder Mensch weiß am Besten, was für ihn gut und richtig ist. Er trägt die Verantwortung für sein Wohl.

Konstruktivistische Perspektive
Jeder Mensch konstruiert seine Wirklichkeit und damit sein individuelles Verständnis von sich und seiner Umwelt. Wahrnehmungen und Realitäten sind daher verschieden.

Hermeneutische Perspektive
Eine dialogische Grundhaltung und der damit einhergehende Wunsch, den anderen verstehen zu wollen, ist das Fundament einer wirksamen Pflege und Begleitung.

Körperphänomenologische Perspektive
Menschen begegnen sich in einem gemeinsamen ‚Gefühlsraum', der es ermöglicht, emotionale Aspekte des eigenen Körperempfindens in das Spüren, Verstehen und Handeln mit einzubeziehen.

Systemische Perspektive
Zugehörige sind Teil eines komplexen Systems, in dem der sterbende Mensch lebt. Alles hängt mit allem zusammen.

Abb. 2: Philosophische Grundannahmen und Perspektiven.

1. Humanistische und existenzialistische Perspektive

1.1. Menschenwürde und Selbstbestimmung (humanistische Perspektive)

Der Begriff ‚Humanismus' leitet sich ab von den lateinischen Begriffen ‚humanus' (menschlich, menschenwürdig) und ‚humanitas' (Menschlichkeit)[30]. Er hat seine Wurzel im 14. Jahrhundert in Italien und war ursprünglich eine philosophisch-literarische Bildungsbewegung.[31] Seine Renaissance erlebte der Humanismus sodann im 18. und 19. Jahrhundert, zunächst als Gegenbewegung zum mittelalterlichen Dogmatismus, in deren Rahmen der Mensch als einzigartiges Individuum nach

---

[30] Vgl. Eberwein, Humanistische Psychotherapie, S. 6.

[31] Vgl. Bauer/Jehl, Humanistische Pflege, Vorwort, S. V.

griechischem Vorbild wieder entdeckt wurde.[32] In seinem heutigen Verständnis ist der Humanismus eine Weltanschauung, die maßgeblich von der humanistischen Psychologie geprägt wurde, die in den fünfziger und sechziger Jahren von dem bis dahin vorherrschenden autoritären Menschenbild Abstand nahm.[33]

Die Idee des heutigen Humanismus rückt die Würde des einzelnen Menschen, seine Bedürfnisse und sein persönliches Wohlergehen in den Fokus[34] und strebt nach gelebter Menschlichkeit, Gleichheit und Toleranz. Er steht für das Bemühen um eine der Selbstbestimmung und freien Persönlichkeitsentfaltung entsprechenden Lebensgestaltung.[35] Jeder Mensch soll seine Meinung vertreten, frei nach seinem Gewissen entscheiden und sein Leben selbst bestimmen dürfen - dies ungeachtet seiner ethnischen Herkunft, seines Geschlechts, seiner Religion, seiner Weltanschauung, seiner Behinderung, seines Alters oder seiner sexuellen Identität. Umgesetzt wird der Kerngedanke des Humanismus durch die ‚Humanität', die als Ausdruck der Mitmenschlichkeit und Nächstenliebe im Grundgesetz an verschiedenen Stellen verankert ist.

In Art. 1 Abs. 1 GG heißt es:

„Die Würde des Menschen ist unantastbar."

Die Menschenwürde beschreibt das höchste Maß individueller Autonomie und hiervon ausgehend einen Wert- und Achtungsanspruch, der dem Menschen aufgrund seines Menschseins zukommt.[36] Konkretisiert wird die Menschenwürde in Art. 2 Abs. 1 und 2 GG:

„Jeder hat das Recht auf die freie Entfaltung seiner Persönlichkeit (…). Jeder hat das Recht auf Leben und körperliche Unversehrtheit. Die Freiheit der Person ist unverletzlich. (…)"

---

[32] Kriz, Humanistische Psychologie, unter http://www.spektrum.de/lexikon/psychologie/humanistische-psychologie/6752 (Mai 2019).

[33] Ebenda; vgl. zur humanistischen Psychologie auch Eberwein, Humanistische Psychotherapie, S. 7 ff.

[34] Vgl. Eberwein, Humanistische Psychotherapie, S. 6.

[35] Brockhaus, Humanismus, unter https://hs-osnabrueck.brockhaus.de/enzyklopaedie/humanismus (Mai 2019).

[36] Vgl. BVerfGE 87, S. 209 (238).

sowie in Art. 3 Abs. 3 GG:

> *„Niemand darf wegen seines Geschlechtes, seiner Abstammung, seiner Rasse, seiner Sprache, seiner Heimat und Herkunft, seines Glaubens, seiner religiösen oder politischen Anschauungen benachteiligt oder bevorzugt werden. Niemand darf wegen seiner Behinderung benachteiligt werden."*

Der in Art. 1 Abs. 1 GG verankerte Schutz der Menschenwürde rahmt ganz bewusst an erster Stelle das Grundgesetz. Denn die Menschenwürde hat als höchstes Gut der Menschlichkeit und Menschenfreundlichkeit in unserer Gesellschaft eine herausragende Rolle und ist Grundbedingung (zwischen-)menschlicher Kultur. Erfahrbar wird dieser humanistische Ansatz sehr deutlich in der Palliativversorgung und spiegelt sich in der Hospizwelt vielfach in der zitierten Botschaft ‚Leben bis zuletzt' wieder.

1.2. Selbstverwirklichung (existenzialistische Perspektive)

Ergänzt wird der humanistische Ansatz vom Existenzialismus, der vom Gedanken der Selbstverwirklichung getragen ist. Der Begriff ‚Existenzialismus' enthält das Wort ‚Existenz'. Dieses Wort wird aus dem Lateinischen ‚existere' abgeleitet und bedeutet so viel wie ‚heraus- oder hervortreten'.[37] Im philosophischen Kontext wird ‚Existenz' mit ‚Da sein' oder ‚Leben' übersetzt. Dies kommt nicht von ungefähr, denn im Mittelpunkt dieses existenzialistischen Ansatzes steht das menschliche Leben.[38] Im Kern befasst sich diese Philosophie mit der Lebenshaltung des einzelnen Menschen und seiner persönlichen Verantwortung, sein Leben im Rahmen der eigenen Freiheit zu gestalten und ihm einen Sinn zu geben.[39] In der selbstbestimmten Lebensverwirklichung geht es mitunter auch um die Auseinandersetzung mit ganz unmittelbar existenziell menschlichen Erfahrungen und Gefühlen, wie etwa mit Ängsten, dem Tod und dem Sterben.[40]

Als Gegenkraft zu einer feststrukturierten, streng organisierten Gesellschaft entstand die existenzialistische Bewegung etwa Mitte des 19. Jahrhunderts vor allen Dingen in

---

[37] Brockhaus, Existenz, unter https://hs-osnabrueck.brockhaus.de/enzyklopaedie/existenzphilosophie (Mai 20919).

[38] Brockhaus, Existenzphilosophie, unter https://hs-osnabrueck.brockhaus.de/enzyklopaedie/existenz philosophie (Mai 2019).

[39] Vgl. Eberwein, Humanistische Psychotherapie, S. 8, 9.

[40] Ebenda.

der Schriftsteller- und Künstlerboheme. Unter anderem beschäftigten sich Stirner, Kirkegaard und Nietzsche in ihren Traktaten mit der radikalen *„Befreiung des Einzelnen aus den Zwängen der Moral, der Sitte und des Gesetzes"* und erreichten eine breite Leserschaft.[41] Kriegstraumata im Rahmen der Weltkriege, Faschismus und Stalinismus erschütterten in der damaligen Zeit das Vertrauen in die traditionelle Staatlichkeit und prägten die existenzialistische Philosophie nachhaltig. Noch deutlicher erhielt sie in Folge dessen den Ausdruck einer Gegenbewegung. Destruktiven Regierungssystemen, Zwang und totalitären Übermächten wollte man die radikale Freiheit und Verantwortung des Menschen entgegen setzen.[42]

Die Werte des Humanismus sowie des Existenzialismus von Freiheit, Würde, Selbstbestimmung und –verwirklichung sind heute im Hospizalltag fest verwurzelt. Denn hier wird nicht allein die Krankheit fokussiert, sondern der Mensch, der Gefahr läuft, als *„unmündig betrachtet zu werden, Identität und Status zu verlieren und ganz und gar der medizinischen Autorität ausgeliefert zu sein."*[43]

2. Konstruktivistische Perspektive

Die konstruktivistische Betrachtung geht von der Idee aus, dass die menschliche Wahrnehmung zwar dazu in der Lage ist, eine subjektive Realität zu konstruieren, allerdings niemals eine objektive Realität zu erkennen vermag.[44] Das ‚Gefundene' ist etwas ‚Erfundenes'.[45] Der konstruktivistische Ansatz leitet sich vom Begriff der ‚Konstruktion' ab, also von der ‚Entwicklung bzw. Gestaltung', und beschäftigt sich im Wesentlichen mit der *„Abkehr von der Erfahrbarkeit einer objektiven Realität"* oder Wahrheit.[46]

„Die Umwelt, so wie wir sie wahrnehmen, ist unsere Erfindung."[47] Alles, was mit den menschlichen Sinnen wahrgenommen wird, erlebt der Mensch als Wirklichkeit, die jedoch nichts mit einer objektiven Realität zu tun hat. Denn die Wahrnehmung wird stets auf der Basis der eigenen persönlichen, positiven wie negativen Erfahrungen,

---

[41] Ebenda, S. 8.

[42] Ebenda.

[43] Friedemann/Köhlen, Familien- und umweltbezogene Pflege, S. 126.

[44] Vgl. Schlippe/Schweitzer, Lehrbuch der systemischen Therapie und Beratung, Band 1, S. 121.

[45] Vgl. Paul Watzlawick (Hrsg.), Die erfundene Wirklichkeit, S. 9.

[46] Bartlakowski, Die Führungskraft als Coach, in: Bibliotheksdienst, S. 474 (478).

[47] Von Foerster, Das Konstruieren einer Wirklichkeit, in: Watzlawick (Hrsg.), Die erfundene Wirklichkeit, S. 40.

Erlebnissen, kulturellen sowie religiösen Hintergründen, *„die auf der Lebenslandkarte eines jeden Menschen verzeichnet sind"*, interpretiert.[48] *„Die erlebte Realität ist damit nichts weiter als eine Konstruktion, die auf dem Boden des stetig wachsenden Erfahrungshintergrundes fortwährend neu geschaffen wird."*[49] Diese Individualität innerer Erlebniswelten sorgt dafür, dass Menschen niemals *„die gleiche Wahrnehmung, das gleiche Erleben miteinander teilen. Eine gemeinsame Wirklichkeit [...] existiert nicht; jeder ist und bleibt Schöpfer seines ganz persönlichen Erlebens."*[50]

Bedeutsam ist der Konstruktivismus auch im Kontext der Wirklichkeitsgestaltung, die im Dialog mit anderen Menschen erzeugt wird. Ein absolutes gegenseitiges Verstehen ist nach diesem Ansatz im Rahmen der gemeinsamen Kommunikation kaum denkbar. Tatsächlich ist die zwischenmenschliche Kommunikation nicht in der Lage, eine absolute Verständnisebene zu erzeugen, auf deren Basis die Kommunikationspartner ‚exakt' wissen, was der jeweils andere gesagt oder gemeint hat.[51] Verständnis- und Erwartungshorizonte bleiben hiervon ausgehend für den Dialogpartner immer ein Stück intransparent und nur bedingt erfassbar.

Bedenkt man dies, ist es nur verständlich, dass etwa gut gemeinte Ratschläge und Empfehlungen keinen Menschen erreichen, der für sich eine andere Realität erlebt und auf deren Basis seinen Deutungsrahmen gestaltet bzw. seine Entscheidungen trifft.

Geschichtlich in den Naturwissenschaften verwurzelt, ist der Konstruktivismus maßgeblich von dem Mathematiker Ernst von Glasersfeld, dem Biophysiker Heinz von Foerster (Theorie der Wissenskonstruktion) sowie von den Biologen Humberto Maturana und Francisco Varela (biologische Kognitionstheorie) begründet worden.[52]

---

[48] Ebenda, S. 474 (478, 479).

[49] Ebenda, S. 474 (479).

[50] Ebenda.

[51] Vgl. Schlippe/Schweitzer, Lehrbuch der systemischen Therapie und Beratung, Band 1, S. 121, 122. „Wenn jeder Mensch seine eigene Welt gestaltet und in der Beziehung zu sich selbst, aber auch in der Beziehung zu anderen immer wieder neu entwickelt, dann liegt die Annahme nahe, dass wir weder in der Lage sind, geschweige denn jemals in der Lage sein werden, diese komplexe Welt des jeweils anderen im Detail zu erfassen. Auf der anderen Seite wird es aber auch keinem gelingen, unsere Vorstellung von der Wirklichkeit in der notwendigen Tiefe zu verstehen", so Bartlakowski, Die Führungskraft als Coach, in: Bibliotheksdienst, S. 474 (479).

[52] Eversmann, Wirtschaftsinformatik der „langen Frist", S. 84. Weitere Informationen zum Konstruktivismus unter http://lexikon.stangl.eu/194/konstruktivismus/ (Mai 2019).

3. Hermeneutische Perspektive

Gerade, weil sich Menschen in und mit ihren verschiedenen, konstruktivistischen Lebenswelten begegnen, spielt das einander ‚Verstehen' eine bedeutende Rolle, stellt jedoch auch eine besondere Herausforderung dar. ‚Verstehen' ist die Basis einer gelingenden Beziehungsgestaltung und meint ein empathisches Verstehen in Gestalt eines aufmerksamen Zuhörens sowie eines dialogischen Deutens.[53] Mit dem ‚Verstehen', also dem dialogischen oder sinnhaften Deuten, beschäftigt sich die Hermeneutik. Der Begriff ‚Hermeneutik' leitet sich aus dem Griechischen ‚hermēneúein' ab und bedeutet so viel wie ‚auslegen, übersetzen, erklären, deuten, interpretieren'.[54]

In der griechischen Antike sowie im Mittelalter war die Hermeneutik eine Technik zur Auslegung und Deutung von Schriftgut als Ausdruck menschlicher Gedanken.[55] Maßgeblich im 20. Jahrhundert wurde der Sinn des ‚hermeneutischen Verstehens' erweitert auf jede Form von menschlicher Äußerung und menschlichen Erlebens.[56] Seither ist ‚hermeneutisches Verstehen' auch eine Form des zwischenmenschlichen Dialogs, ein Kommunikationsansatz, der dazu dient, das aktuelle Erleben eines Menschen vor dem Hintergrund seiner persönlichen Erfahrungen und Werte, seiner Bedürfnisse und Wünsche zu erfassen und zu verstehen.[57] Das persönliche Gespräch oder die unmittelbare, zwischenmenschliche Interaktion sind heute wesentliche Formen der hermeneutischen Praxis.[58]

Ganz auf der Linie des konstruktivistischen Verständnisses weist auch der Verstehens- oder Erkenntnisprozess zu Beginn eine so genannte ‚hermeneutische Differenz'[59] auf. Denn zunächst begegnen sich Menschen mit ihren verschiedenen Erfahrungs- und Erlebenswelten. Um hier eine kommunikative Annäherung und damit die Verringerung der ‚hermeneutischen Differenz' zu ermöglichen, kann der

---

[53] Vgl. Eberwein, Humanistische Psychotherapie, 2009, S.11; Richter, „Einmal verstehen bitte!" – Coaching und Hermeneutik, in: Triebel (Hrsg.), Qualität im Coaching, S. 143 (145).

[54] Brockhaus, Hermeneutik, unter https://hs-osnabrueck.brockhaus.de/enzyklopaedie/hermeneutik (Mai 2019).

[55] Vgl. Eberwein, Humanistische Psychotherapie, S.11.

[56] Vgl. Holm-Hadulla, Die psychotherapeutische Kunst, S. 27.

[57] Ebenda.

[58] Vgl. Richter, „Einmal verstehen bitte!" – Coaching und Hermeneutik, in: Triebel (Hrsg.), Qualität im Coaching, S. 143 (145, 146).

[59] Vgl. hier ausführlich, Ecarius, Familienerziehung im historischen Wandel, S. 60.

Verstehensprozess mit Hilfe des so genannten ‚hermeneutischen Zirkels' gestaltet werden. Der ‚hermeneutische Zirkel', der sich in seiner Visualisierung eher als eine Spirale darstellt, beschreibt einen Weg der Erkenntnisgewinnung, der sich wie eine ‚Spirale' immer tiefer in die Verstehensdimensionen hinein dreht. Hypothesenbildung und ihre Überprüfung im Dialog sind dabei Kernelemente des Verstehensprozesses:

> Schritt 1: Zuhören, wahrnehmen und Hypothesenbildung

> Zunächst geht es darum, dem anderen mit Einfühlung und Offenheit zu begegnen, ihm zuzuhören und ihn in seinem eigenen Lebenskontext wahrzunehmen. Das Gehörte oder Wahrgenommene wird nicht nach außen bewertet oder beurteilt. Gleichwohl ist ein Vorverständnis entstanden auf dessen Basis eine erste oder vorläufige Hypothese oder Annahme gebildet wird.

> Schritt 2: Wiedergabe des Gehörten, des Wahrgenommenen

> In einem nächsten Schritt gibt der Zuhörer das, was er meint gehört oder wahrgenommen zu haben, mit eigenen Worten wieder, um zu erfahren, ob er alles ‚richtig' verstanden hat. Verständnisfragen im Anschluss runden diesen Schritt ab. Der Dialog wird lebendig gehalten.

> Schritt 3: Zuhören, wahrnehmen und Hypothesenüberprüfung

> In der dritten Phase findet wiederum ein aufrichtiges Zuhören statt. In dieser Phase konkretisiert bzw. verändert sich das Vorverständnis; die vorläufig gebildete Hypothese wird in der Folge fortgesetzt, revidiert oder weiterentwickelt.

> Schritt 4: Wiedergabe des Gehörten, des Wahrgenommenen

> Im Weiteren erfolgt wiederum die Wiedergabe des Gehörten oder Wahrgenommenen, zur Absicherung des ‚richtigen' Verstehens. Weiterführende Fragen helfen in tiefere Verstehensdimensionen vorzudringen und das Verständnis zu vertiefen.

> Schritt 5: Zuhören, wahrnehmen und weitere Hypothesenüberprüfung

> […]

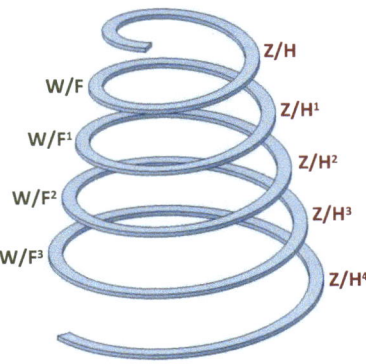

Abb. 3: ‚Hermeneutische Spirale', symbolisiert die Erkenntnisdimensionen, die im Laufe des Prozesse an Tiefe gewinnen: Zuhören, Hypothesenbildung oder –überprüfung (Z/H); Wiedergabe des Gehörten und weiterführende Fragen (W/F).

Die Hermeneutik ist die Grundlage des einfühlsamen, verstehenden Ansatzes in der Palliativpflege.

4. Körperphänomenologische Perspektive

Die (Körper-)Phänomenologie konzentriert sich auf den menschlichen Körper, der nicht nur durch seine biologischen Funktionen erfahrbar ist, sondern vor allen Dingen auch durch das Feld des körperlichen Befindens. Hierzu gehören Regungen wie etwa Hunger, Durst, Schmerz, Ekel, Lust oder Müdigkeit[60], aber auch die - nicht sinnesbasierende - Wahrnehmung von Atmosphäre, Stimmungen und Gefühlen[61]. All dies macht der eigene Körper ‚spürbar'; Empfindungen dieser Art wären ohne ihn schlichtweg nicht wahrnehmbar. Dem Grunde nach vergeht keine Zeit oder Situation, in der der Mensch seinen Körper nicht in irgendeiner Form spürt. Der Körper ist immer gegenwärtig, wahrnehmbar im Hier und Jetzt.

Bildlich formuliert ist der Körper ein ‚Resonanzraum' für alle physiologischen und neurobiologischen inneren Vorgänge, der Prozesse des Denkens und Fühlens in sich

---

[60] Vgl. Uzarewicz/Moers, Leibphänomenologie für Pflegewissenschaft, in: Pflege und Gesellschaft, S. 101 (105).

[61] Ebenda, S. 101 (107).

vereint, zum Ausdruck bringt und damit den Dualismus von Körper und Geist bzw. Seele aufhebt.[62] Zurückzuführen ist der Ansatz der (Körper-)Phänomenologie im Wesentlichen auf Hermann Schmitz, der in den sechziger Jahren in seiner ‚Neuen Phänomenologie' die Körperlichkeit als Wahrnehmungsfeld zum absoluten Ausgangspunkt sämtlicher philosophischer Betrachtungen erhob und sich hiervon ausgehend deutlich vom dualistischen Denken abwandte.[63]

Zu seiner Konzeption gehört auch die so genannte ‚Leibliche Kommunikation', die der verbalen Kommunikation in zeitlicher Hinsicht vorausgeht. Denn sie beginnt mit der Gesichtsmimik, mit der Gestik, der Körperhaltung, mit dem Gang eines Menschen, mit dem Händedruck, der Stimme oder der Atmung. *„[...] bereits der eigene Blick ist ein aktives Geschehen, eine leibliche Regung, die eine eigene Dynamik, einen eigenen Ausdruck hat [...]."[64] „Als leibliche Regung begegnet und ergreift aber auch der fremde Blick. [...]."[65]* Der körperliche Ausdruck verrät viel vom Anderen und seiner Situation.[66] Kommunikation auf der körperlichen Ebene ist ein pathisches, also ein am eigenen Leib erfahrbares, Wahrnehmen des Körperraumes sowie des räumlichen Kontextes des Gegenübers. Sie ist eine Wahrnehmung, die sich im Körper des Wahrnehmenden zeigt, sobald dieser in den Kontakt geht, etwa ein Zimmer betritt, die Atmosphäre erfasst, sein Gegenüber spürt und nicht zuletzt sich selbst fühlt in diesem Erleben. Ohne Selbstwahrnehmung oder Selbstgespür ist dieser Weg der Kommunikation versperrt.

Zur körperlichen oder leiblichen Kommunikation gehört auch jede Form der körperlichen Kontaktaufnahme wie etwa die taktile Berührung.[67]

5. Systemische Perspektive

Befindet sich ein Mensch in seiner letzten Lebensphase, so wird diese häufig begleitet von Ängsten und innerer Unruhe, Unsicherheit und situativer Überforderung. Menschen in dieser Lebensphase haben den Wunsch, mit ihren existenziellen Empfindungen und Sorgen ‚aufgefangen' zu werden. Sie suchen Schutz und diesen finden sie nicht selten bei ihren Zugehörigen, die Halt und Sicherheit

---

[62] Ebenda, S. 101 (105).

[63] Ebenda, S. 101 (104, 105).

[64] Moers, Leibliche Kommunikation, in: Pflege und Gesellschaft, S. 111 (114).

[65] Vgl. Schmitz, System der Philosophie, Band III, Der leibliche Raum, S. 378.

[66] Vgl. Moers, Leibliche Kommunikation, in: Pflege und Gesellschaft, S. 111 (115).

[67] Ebenda, S. 111 (114).

gewähren können in einer höchst verunsichernden Zeit. Hier finden sie oftmals die notwendige Stabilität und Kontinuität, die einmal mehr in Zeiten wie dieser eine bedeutende Rolle spielen.[68] Zugehörige gehören zur Lebenswelt des Sterbenden. Sie können ein Unterstützungssystem bilden, das im Rahmen der stationären, hospizlichen Versorgung ein Stück ‚gewohnte, heimische Umgebung' schenkt und damit dem Sterbenden eine gewisse ‚Alltagsnormalität' ermöglicht.

Zugehörige sind die Familie des Sterbenden. Über die Familienzugehörigkeit entscheidet jedoch weniger das Verwandtschaftsverhältnis, als vielmehr das vom Sterbenden empfundene Gefühl der Zusammengehörigkeit sowie der Verbundenheit zu einem anderen Menschen. Familienmitglieder sind daher all diejenigen, zu denen der Sterbende eine vertraute Beziehung pflegt und bei denen er sich als Person gesehen, angesprochen sowie angenommen fühlt.[69]

Basierend auf dieser zwischenmenschlichen Bindungswirkung organisieren sich Menschen in intimen Beziehungsgefügen, die man auch als soziale Systeme bezeichnen kann.[70] Familien sind zugleich offene Systeme, die in einem wechselseitigen Austausch stehen zu ihrer sozialen Umwelt.[71]

Innerhalb eines Familiensystems ist jedes interagierende Familienmitglied für sich gesehen als ein eigenes, lebendes biologisches, psychisches und soziales System zu begreifen, das als Subsystem unabhängig vom Familiensystem bestehen kann.[72] Auf der anderen Seite ist aber auch das Familiensystem als Subsystem in größere Systeme eingebunden, wie etwa in eine Dorfgemeinschaft. *„Zusammengehalten und aufrechterhalten werden"* alle Systeme auf der Beziehungsebene *„durch Kommunikations- und Handlungsmuster."*[73]

Nimmt man diese systemische Verzahnung in den Blick, so ist es verständlich, dass Veränderungen, Entwicklungen oder Irritationen, die sich in einem (Sub-)System ergeben, Auswirkungen auf das Gesamtsystem sowie auf andere Subsysteme haben.

---

[68] Vgl. zur Relevanz der Familie auch Fiedemann/Köhlen, Familien- und Umweltbezogene Pflege, S. 37, 39.

[69] Vgl. Schlippe/Schweitzer, Lehrbuch der systemischen Therapie und Beratung, Band 1, S. 131.

[70] Ebenda, S. 130.

[71] Vgl. Buchholz, Die unbewußte Familie, S. 105

[72] Vgl. Brunner, Grundfragen der Familientherapie, S. 51.

[73] GAB München (Hrsg.), Menschen entwickeln Qualitäten, S. 43.

Denn alle Systemelemente stehen untereinander wechselseitig in Verbindung.[74] Erfährt also ein Familienmitglied eine für ihn existenzielle Veränderung in seinem Leben, wirkt sich das auf jeden einzelnen des gesamten Familienverbundes aus.

Hiervon ausgehend erklärt es sich, warum es nicht sinnvoll sein kann, den jeweiligen Hospizgast isoliert zu begleiten, sondern ihn stets im Kontext seiner Zugehörigen zu erfassen und zu betreuen. Die Einbeziehung der Zugehörigen mit all ihren Kompetenzen in den Pflegeprozess ist hierbei ebenso wichtig wie ihre psychosoziale Unterstützung und Begleitung in der auch für sie belastenden, mitunter von Trauer durchzogenen Lebensphase. All dies stärkt das rückhaltgebende Zugehörigensystem resp. familiäre Netzwerk und fördert die Sicherheit sowie Stabilität schenkende Beziehung zum Sterbenden.

III. Ziel der Palliativpflege

Im Falle einer unheilbaren Erkrankung im finalen Stadium ist für den Betroffenen die eigene Sterblichkeit zumeist sehr präsent. Wenn nur noch wenig Lebenszeit bleibt, fehlt häufig Raum und Zeit, nicht gelebte Möglichkeiten und Chancen durch spätere Handlungen zu kompensieren. Die Bemühungen des Hospizgastes, aber auch die seines Umfeldes, konzentrieren sich fortan darauf, die Qualität der verbleibenden Lebenszeit zu erhalten oder – sofern möglich - zu verbessern.[75] Gemeinhin spricht man hier von ‚Lebensqualität'. Die *„Verbesserung der Lebensqualität"* – wie es die WHO in ihrer Definition formuliert – ist die Brücke, die es braucht, um das Spannungsfeld zwischen der Präsenz der eigenen Sterblichkeit und den *„Vorstellungen von einem ‚guten Leben'"* zu überwinden.[76]

Die ‚Verbesserung der Lebensqualität' ist das Hauptziel der palliativen Pflege. Obgleich der Begriff ‚Lebensqualität' in aller Munde sowie in der Pflegewissenschaft angekommen ist und im Gesundheitszusammenhang vielfach definiert wurde[77], fällt

---

[74] Vgl. Saar, Von Familien und größeren Unternehmen, in: Wagner (Hrsg.), Praxis der Veränderung in Organisationen, S. 89 (90).

[75] Vgl. Habich, Lebensqualität in der Palliativpflege, in: Existenzanalyse, S. 56 (56).

[76] Randall/Downie, Philosophie der Palliative Care, S. 36.

[77] Das Verständnis von ‚Lebensqualität' ist vielfältig. Hier einige Beispiele: Nach der Definition der WHO ist "Lebensqualität eine subjektive Wahrnehmung einer Person über ihre Stellung im Leben in Relation zur Kultur und den Wertesystemen, in denen sie lebt und in Bezug auf ihre Ziele, Erwartungen Standards und Anliegen." (WHO, Study protocol for the World Health Organization project to develop a Quality of Life assessment instrument (WHOQOL). Quality of Life Research, S. 153-159); King/Hinds definieren Lebensqualität als *„ein multidimensionales Konstrukt, das*

es schwer, diesen Begriff inhaltlich vollständig zu erfassen. Im Kontext der Palliativpflege geht es im Kern darum, die verbleibende Lebenszeit des Sterbenden für ihn annehmlich und wohltuend zu gestalten. Inmitten der seelischen Not und Angst Rückhalt und Sicherheit zu empfinden, Symptomlinderung zu spüren, in Zeiten der Traurigkeit, Schwäche und Bedürftigkeit für Augenblicke wieder Lebensenergie zu erhalten oder Unterstützung zu erleben, etwa bei der Ausrichtung einer kleinen Familienfeier – all dies sind Aspekte, die sich lebensqualitativ auswirken. Sie fördern das Empfinden von seelischer und körperlicher Entspannung, Freude und Vitalisierung. Wenn jedoch das der Ansatz ist, dann beschreibt ‚Lebensqualität' den Grad des psychischen und physischen Wohlbefindens[78], den jeder Mensch für sich individuell bestimmt und festsetzt. Und zu einem positiven Wohlbefinden gehört unzweifelhaft die Ausgewogenheit von Entspannung und Anspannung. Das dürfte auch der Grund sein, warum das subjektive Erleben von Entspannungszuständen durch heilsame Erfahrungen auf seelischer und körperlicher Ebene im Kontext der Lebensqualität eine so relevante Bedeutung einnimmt.

1. Entspannung als Basisdimension des Wohlbefindens

Entspannung ist das Gegengewicht zum chronischen Stress- oder Unruheerleben, in dem sich der Gast oftmals befindet.[79] In einer entspannten, beruhigten körperlichen und seelischen Verfassung werden die Stress und Angst auslösenden Hormone Cortisol und Noradrenalin gehemmt; gleichzeitig steigt die Konzentration des vitalisierenden, stimmungsstabilisierenden Dopamins sowie der endogenen Opiate, denen man eine schmerz- und angstlindernde Wirkung zuschreibt.[80] ‚Entspannung' bedeutet für den Körper, in einem biologischen Gleichgewicht zu sein und zugleich

---

Wahrnehmungen sowohl positiver als auch negativer Aspekte körperlicher, emotionaler, sozialer und kognitiver Funktionen sowie die negativen Aspekte körperlichen Unwohlseins und anderer Symptome umfasst, die durch eine Krankheit oder deren Behandlung hervorgerufen werden." (King/Hinds (Hrsg.), Lebensqualität. Pflege- und Patientenperspektiven, S. 449).

[78] So auch Binder, Die Lebensqualität von Patienten mit chronischer Herzkrankheit, S. 5, unter http://d-nb.info/973066172/34 (Zugriff am 15.12.2017); Kaasa/Loge, Quality of life in palliative medicine – principles and practice, in: Doyle/Hanks/Cherny , Oxford textbook of palliative medicine, S. 197.

[79] Vgl. Staudacher, Comfort – die Spitze des Pflegebewusstseins, Geleitwort, in: Kolcaba, Pflegekonzept Comfort, S. 13 (13).

[80] Ebenda.

Entlastung auf seelischer Ebene.[81] Angeregt werden diese zur Entspannung führenden Regenerationsvorgänge vom parasympathischen Nervensystem, das mit ‚Ruhe' und ‚Resilienz' assoziiert wird. Es ermöglicht eine innere Balance in Situationen erhöhter körperlicher und seelischer Beanspruchung[82] und sorgt unter anderem für ein tiefgreifendes Sicherheitserleben, aber auch dafür, dass Menschen in die Lage versetzt werden, mit schwierigen Lebenssituationen umgehen zu können.[83]

2. Erlebensbereiche des Wohlbefindens

Die Ermöglichung von Entspannungszuständen als heilsame Gegenerfahrung zum krankheitsbedingten Belastungserleben ist Essenz und Handlungsrahmen der Palliativpflege zugleich, wenn es darum geht, zum Wohlbefinden des Sterbenden beizutragen. Im Wesentlichen kann im Rahmen vierer Erlebensbereiche ein höheres Entspannungsempfinden durch Erfüllung verschiedenartiger Bedürfnisse erzielt werden; diese Bereiche sollen im nachfolgenden kursorisch visualisiert werden:

---

[81] Vgl. Hexel/Zeitlhofer, Neurophysiologische Grundlagen psychischer Prozesse, in: Frischenschlager/Hexel u.a. (Hrsg.), Grundlagen der Medizinischen Psychologie, Psychosomatik, Psychotherapie und Medizinischen Soziologie, S. 88 (93).

[82] Vgl. Staudacher, Comfort – die Spitze des Pflegebewusstseins, Geleitwort, in: Kolcaba, Pflegekonzept Comfort, S. 13 (15).

[83] Ebenda.

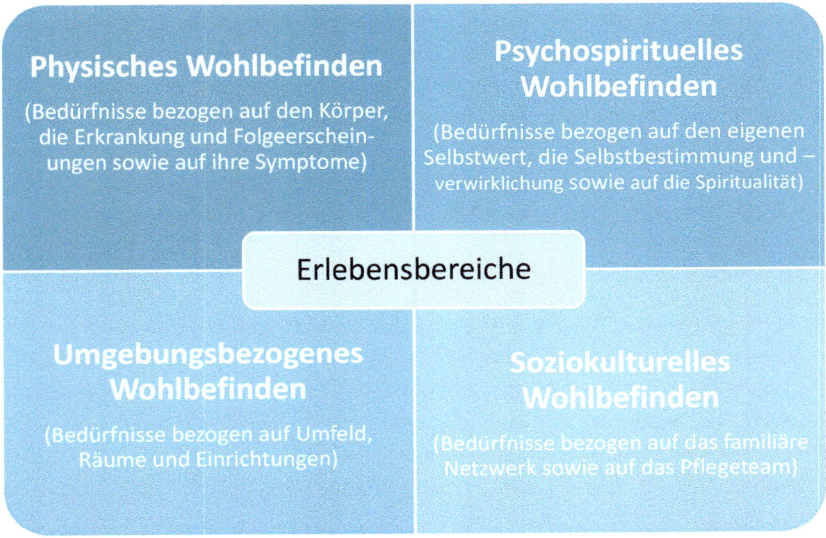

Abb. 4: Erlebensbereiche des Wohlbefindens.

Geht man davon aus, dass ‚Ganzheitlichkeit'[84] in der Pflege bedeutet, den zu pflegenden Menschen in seinem Wesen, in seiner Individualität und seinen Erlebensbereichen im Blick zu haben, so bietet die Clusterung der Erlebensbereiche für diesen Ansatz eine gute Grundlage. Denn Körper, Geist und Seele erfahren hier eine paritätische Aufmerksamkeit, ganz im Sinne einer ‚ganzheitlichen' Förderung des Wohlbefindens und damit der Lebensqualität.

IV. Aufgabe der Palliativpflege

Die Palliativpflege verfolgt den Zweck, das Wohlbefinden des Sterbenden möglichst zu erhalten und ggf. zu fördern. Hierbei ist das Erleben des Betroffenen entscheidend; die pflegerische Handlung orientiert sich deshalb konsequent an seinen Erlebensbereichen (vgl. Abb. 4). Welche das Wohlbefinden stärkenden Maßnahmen und Interventionen jedoch zum Tragen kommen können, hängt maßgeblich von den Handlungsfeldern im Rahmen des Palliativansatzes ab. Die

---

[84] Näheres zum Thema ‚Ganzheitlichkeit' siehe Boerger/Brandt/Fuchs u.a., Ganzheitliche Sicht der psychiatrischen Pflege, in: Amberger/Roll, Psychiatriepflege und Psychotherapie, S. 53 ff.

Definition der WHO gibt hier Aufschluss. Mit den Formulierungen *„Behandlung von Schmerzen sowie anderen Problemen körperlicher, psychosozialer und spiritueller Art"* sowie *„Linderung von Schmerzen und anderen belastenden Symptomen"* wird der Bereich der **körperlichen und seelischen Symptomkontrolle einschließlich des Schmerzmanagements** angesprochen. Der klare Wunsch nach Integration von *„psychologischen und spirituellen Aspekten in die Betreuung"* offeriert die Idee der **psychosozialen sowie spirituellen Begleitung** der *„Patienten und ihren Familien"*.

1. Palliativpflegerische Handlungsfelder

Die WHO geht jedoch in ihrer Definition noch einen Schritt weiter. So führt sie konkretisierend auf, dass es *„Patienten"* ermöglicht werden soll *„ihr Leben so aktiv wie möglich in ihrer letzten Lebensphase zu gestalten"*. Diese Vorgabe korreliert mit der Kernbezeichnung der ‚Aktivitäten des täglichen Lebens‘ (ATL), die bereits im Jahre 1983 von Juliane Juchli beschrieben wurden[85] und später von Monika Krohwinkel eine inhaltliche Ergänzung und Weiterentwicklung erfuhr. Es entstand das Modell der ‚Aktivitäten, Beziehungen und existenziellen Erfahrungen des Lebens‘ (ABEDLs).[86] Die in diesen Ansätzen dargelegten ‚Tätigkeiten der alltäglichen Verrichtung‘ oder ‚alltäglichen Grundbedürfnisse‘ fließen in entsprechender, ergänzter oder abgewandelter Form in die nachfolgenden Handlungsfelder ein.

1.1. Körperliche und seelische Symptomkontrolle

Abgeleitet kommt die Bezeichnung ‚Symptom‘ aus dem Griechischen, vom Wort ‚sýmptōma‘ und wird übersetzt mit ‚vorübergehende Eigentümlichkeit‘.[87] Allgemein beschreibt ein Symptom also die Abweichung von einem als normal geltenden Zustand.

Sterbende, die in einem Hospiz versorgt werden, leiden häufig unter einem multiplen, schwerwiegenden Symptomkomplex. Symptome in einem solchen Kontext finden ihren Ausdruck auf verschiedenen Ebenen, so etwa auf der Ebene der:

---

[85] Vgl. Müller, Arbeitsorganisation in der Altenpflege, S. 48.

[86] Ebenda, S. 49 ff.; Lay, Ethik in der Pflege, S. 206.

[87] Brockhaus, Symptom, unter https://hs-osnabrueck.brockhaus.de/enzyklopaedie/symptom-medizin (Mai 2019)

- subjektiv wahrgenommenen Beeinträchtigung der seelischen Befindlichkeit. Dazu können zählen Angst, innere Not und Unruhe, Depression, Manie etc.
- subjektiv wahrgenommenen Beeinträchtigung der körperlichen Befindlichkeit, so etwa Müdigkeit, Appetitlosigkeit, Magen-Darm-Beschwerden, Juckreiz, Schlaflosigkeit, Schmerzen etc.
- objektiv feststellbaren funktionellen, körperlichen Veränderung oder Beeinträchtigung, darunter Dyspnoe, Diarrhoe, Obstipation, Hautveränderungen, Wunden, Schluckbeschwerden, Sprechprobleme, Erbrechen, Einschränkungen bei der eigenen Körperpflege sowie bei der Beweglichkeit etc.

Eine gelingende Symptomkontrolle sorgt dafür, dass die Symptome bestenfalls verhindert werden. Gelingt dies nicht, stehen Maßnahmen bereit, die geeignet sind, die Symptome aufzulösen oder zu lindern bzw. erträglich zu gestalten.[88] Hierfür ist es notwendig, die den Gast belastenden Symptome bereits in einem frühen, beginnenden Stadium wahrzunehmen, differenziert zu erfassen, auf dieser Basis geeignete Strategien zu vereinbaren und Maßnahmen einzuleiten. Sofern realisierbar, geschieht dies im Dialog mit dem Sterbenden und/oder dessen Zugehörigen. Häufig jedoch ist das Mitteilungsvermögen des Gastes in der finalen Krankheitsphase eingeschränkt bis nicht mehr vorhanden. Diesen Menschen fällt es dann schwer, ihre Bedürfnisse sowie ihr Befinden verbal oder nonverbal zu äußern. Nicht nur deshalb spielt die differenzierte Beobachtung des sterbenden Menschen im Rahmen der Symptomkontrolle eine entscheidende Rolle.

1.1.1. Beobachtung und Beobachtungsprozess

‚Beobachtung' ist eine Erkenntnismethode. Sie ist eine bewusst gestaltete Form der Wahrnehmung unter Einbeziehung aller Sinne, mitunter begleitet von einer gezielten Fragetechnik. Mensch und Umgebung werden systematisch empathisch sowie pathisch wahrgenommen und erfasst. Dies setzt ein aufrichtiges Interesse am Gegenüber, aber auch eine ‚Such- und Fragehaltung' voraus, die darauf abzielt, zu verstehen, zu erfassen sowie zu spüren, wo der andere steht und was er braucht. Die systematische Beobachtung ist ein dynamischer Prozess, der einer permanenten

---

[88] Vgl. Löser, Palliative Care in der stationären Altenpflege, S. 59.

Anpassung auf sich wandelnde Umstände bedarf.[89] Gerade in Fällen, in denen sich etwa der körperliche Zustand verschlechtert oder sich Bedürfnisse des Gastes bzw. seiner Zugehörigen ändern, tritt eine neue Situation ein, die zu neuen Fragestellungen führt und deshalb neue Herangehensweisen sowie Entscheidungen erfordert.

Mithilfe der systematischen Beobachtung können individuelle Bedürfnisse sowie Symptome identifiziert und ermittelt, aber auch vereinbarte Strategien und eingeleitete Maßnahmen überwacht bzw. überprüft werden. Der systematische Beobachtungsprozess ist hermeneutisch angelegt und folgt klassischen Prozessschritten:

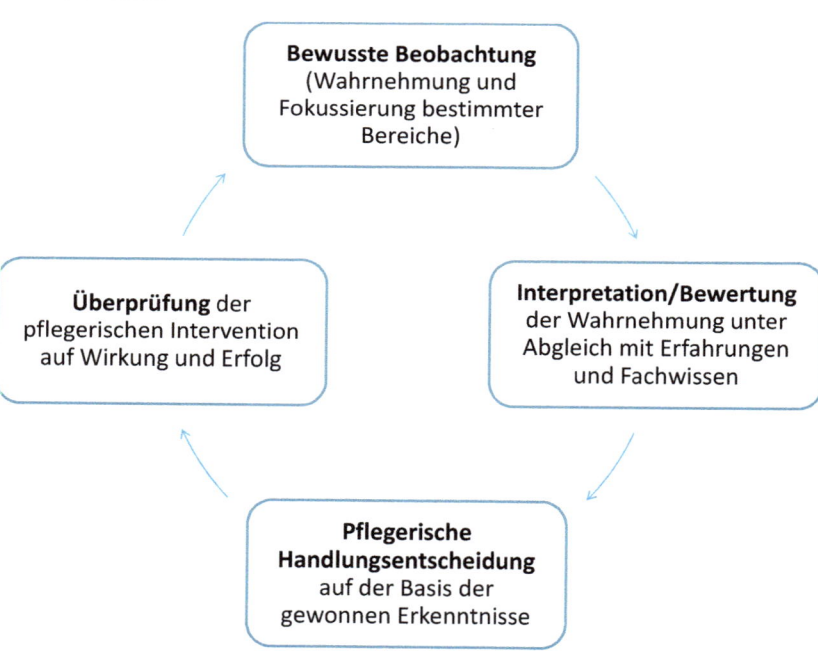

Abb. 5: Pflegerischer Beobachtungsprozess.

---

[89] Vgl. Kullick, Pflegerische Beobachtung – Wahrnehmen, Beobachten, Beurteilen, Handeln, in: Hoehl/Kullick (Hrsg.), Gesundheits- und Kinderkrankenpflege, S. 162 (168).

1.1.2. Beobachtungssystem

Das Beobachtungssystem bietet mit seinen definierten Beobachtungsbereichen Orientierung für eine systematische Beobachtung. Sämtliche Beobachtungsbereiche werden dabei nicht isoliert voneinander betrachtet, da sie in einem engen Zusammenhang zueinander stehen.[90] Die Grenzen sind fließend. Im Kontext der subjektiv wahrgenommenen Beeinträchtigungen der körperlichen und seelischen Befindlichkeit sowie der funktionellen, körperlichen Veränderungen sterbender Menschen fallen insbesondere die nachfolgend näher skizzierten Bereiche in den Fokus systematischer Beobachtung und Befragung.

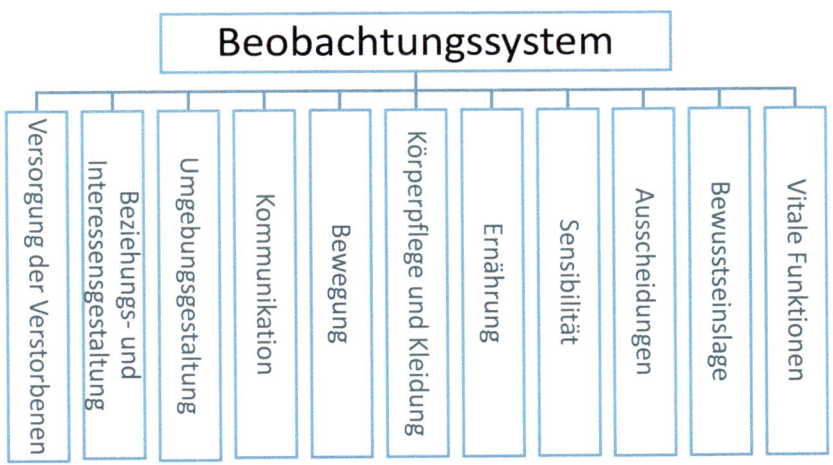

Abb. 6: Beobachtungssystem im Überblick – mögliche Beobachtungsbereiche.

---

[90] Ebenda, S. 162 (169).

1.1.3. Mögliche Beobachtungsbereiche[91]:

1.1.3.1. Vitale Funktionen

Vitalzeichen sind Lebenszeichen, die unbewusst ablaufen, wie etwa die Atmung, die zumeist erst dann beachtet wird, wenn sie in ihrer Funktion beeinträchtigt ist. Negative wie positive Gefühle, darunter Ängste, Traurigkeit, Verzweiflung, aber auch Freude sind eng mit der Atmung verbunden, ebenso wie etwa das Schmerzempfinden. Daneben gehören zu den Vitalzeichen auch die Herz-Kreislauf-Funktionen sowie die Regulierung der Köpertemperatur.[92]

Beobachtungsfaktoren:

- Puls (Brady- und Tachykardie, Pulsqualität)
- Blutdruck (Hypo- und Hypertonie)
- Körpertemperatur (Hypo- und Hyperthermie, Hitze- und Kälteempfinden bei Normothermie)
- Atmung (Ruhe- und Belastungsdyspnoe, Hyper- und Hypoventilation, Hypoxie, pathologische Atmungsformen wie Cheynestoke- oder Schnappatmung, Atemgeräusche, Infekte, Foetor ex ore)

1.1.3.2. Bewusstseinslage

Fehlt es an Bewusstseinsklarheit, so fehlt es mitunter auch an einer Orientierung im Hinblick auf die eigene Person, den Ort, die Situation oder die Zeit. Das Denk- und Wahrnehmungsvermögen ist beeinträchtigt. Häufig ist auch das Reaktionsvermögen verändert, etwa bezogen auf den Schmerzreiz.[93] Die Bewusstseinslage hat einen Einfluss auf das Ruhe- und Schlafverhalten sowie auf das Stimmungs- und Verhaltensbild des Gastes.

Beobachtungsfaktoren:

- Bewusstseinsklarheit (Ansprechbarkeit, Blickkontakt, Motorik, Benommenheit, Orientierung-Denken-Handeln-verlangsamt, Apathie, Desorientiertheit, Delir, Sinnestäuschungen, Amnesie, Reaktionsvermögen, dementielle Abweichungen)

---

[91] Aufzählung nicht abschließend und nicht priorisierend, Normzustände nicht erfasst.

[92] Vgl. Messner, Tägliche Pflegeplanung in der stationären Altenpflege, S. 173.

[93] Vgl. Frey/Lübke-Schmid/Wenzel, Krankenpflegehilfe, S. 335.

- Wach- und Schlafverhalten (Insomnie, Hypo- und Hypersomnie, Ein- und Durchschlafprobleme, Tag-Nacht-Umkehr, Somnolenz, Koma, Stupor, Fatigue)
- Stimmung (Affektlabilität, Affektarmut, Ambivalenz, Depression, Euphorie, Dysphorie)
- Compliance in der Betreuung und Begleitung
- Gefühlsstimmung (Gesichtsausdruck, Mimik, Gestik), Traurigkeit, Ängste, innere Nöte und Unruhe

1.1.3.3. Ausscheidungen

Ist die Nierenfunktion eingeschränkt oder bestehen pathologische Veränderungen im Harnausscheidungssystem, so kann dies zu Beeinträchtigungen im Bereich der Lebensqualität, wie etwa zu Schmerzen, Übelkeit etc. führen. Insbesondere bei Menschen in der finalen Lebensphase kann ebenfalls die Darmfunktion in vielerlei Hinsicht irritiert sein. Daneben spielen im Rahmen der Ausscheidungen noch weitere Faktoren eine Rolle, wie etwa Emesis, Sputum oder Bronchialsekrete, Hautausdünstungen oder vaginale Ausscheidungen.

Beobachtungsfaktoren:

- Miktion (Algurie, Dysurie, Pollakisurie, Strangurie, Harnretention, Inkontinenz, Hämaturie, Nykturie)
- Defäkation (Obstipation, Ileus, Diarrhoe, Hämatochezie, Meläna, Steatorrhoe, Flatulenz, Menge, Frequenz, Geruch)
- Sputum (Hypo- und Hypersalivation)
- Emesis (Hämatemesis, Cholemesis, Miserere, Regurgitation, Zeitpunkt des Auftretens, Frequenz)
- Apokrine und ekkrine Transpiration (Hypo- und Hyperhidrose)
- Fluor vaginalis
- Abszesse, Fisteln

1.1.3.4. Körpersensibilität

Schmerz kann nur subjektiv erfahren werden; er ist von Außenstehenden nicht ohne weiteres erkennbar. Deshalb können auch nur die Betroffenen selbst eine zuverlässige Aussage über ihr Schmerzempfinden treffen. Fehlt die Möglichkeit einer Selbstauskunft zum eigenen Körpererleben, etwa durch kognitive

Beeinträchtigungen bis hin zur Sprach-, Schreib- oder Sprechunfähigkeit, kann eine Schmerzeinschätzung nur durch geschulte Beobachtung der nonverbalen Schmerzanzeichen erfolgen.[94] Entsprechendes gilt für Berührungsempfindlichkeiten oder für Sensibilitätsstörungen etwa an den Extremitäten.

Beobachtungsfaktoren:

- Reflexe (Schutzreflexe)
- Tastsinn (Hypo- und Hypersensibilität, Allodynie)
- Schmerz (chronisch, akut, Verhaltensanzeichen, Körperhaltung, Mimik, Lautbildung, Lokalisation, Intensität, Frequenz)

1.1.3.5. Ernährung

Das Ess- und Trinkverhalten kann wichtige Erkenntnisse über die seelische sowie körperliche Verfassung des sterbenden Menschen liefern. Hierher gehören zum Beispiel Fragen des Appetits oder der Appetitlosigkeit, des Durstgefühls, der Geselligkeit, des Genusses, der individuellen Gewohnheiten, aber auch Fragen der erkennbaren Beeinträchtigungen im Rahmen der Nahrungs- und Flüssigkeitsaufnahme wie etwa Schluckstörungen und vieles mehr. Zusätzlich wird der Ernährungszustand erfasst.

Beobachtungsfaktoren:

- Individuelle Bedürfnisse und Gewohnheiten
- Nahrungsaufnahme (Inappetenz, Geschmacksempfinden, Menge)
- Kostform (Pürierte Kost, Diäten, Sondenkost, parenterale Ernährung)
- Flüssigkeitsaufnahme (Durstgefühl, Trinkmenge)
- Kau- und Schluckvermögen (Schluckstörungen, Lippenschluss, Zungenmuskulatur)
- Speisen- und Getränkeverträglichkeit (Nausea, Emesis, Völlegefühl)
- Ernährungszustand (Kachexie, Exsikkose, Adipositas, Ödembildung)

1.1.3.6. Körperpflege und Kleidung

Die Körperpflege ist ein Aspekt der Reinlichkeit, sie ist aber auch ‚Hautkontakt', der für viele pflegebedürftige Menschen zu einem essentiellen Tagesgeschehen gehört.

---

[94] Vgl. Hamdorf/Lautenschlager, Ambulante Pflege, S. 309.

Fürsorge ist durch Körper- und Hautkontakt wahrnehmbar.[95] Zur Körperpflege gehören die Haut-, Gesichts- und Haarpflege sowie die Mundpflege. Aber auch die Kleidung ist Teil der Körperpflege; ist sie doch Ausdruck von Sauberkeit und Individualität. Passende Kleidung, das Tragen von geliebten oder angenehmen Kleidungsstücken, die Gemütlich- und Behaglichkeit vermitteln, sind in der Pflege wichtige Aspekte.[96]

Beobachtungsfaktoren:

.   Individuelle Bedürfnisse und Gewohnheiten (Kleidung, Häufigkeit des Umkleidens, Zeitpunkte, Ganzkörperwaschung, Teilwaschung, Nagelpflege, Ohrenpflege, Haarpflege, Kosmetik, Cremes etc.)

.   Hautzustand (Effloreszenzen, Xerodermie, Exantheme, Ödeme, Defekte, Infektionen, Hypoxie)

.   Lippen (Zyanose, Infektionen, Defekte, Deformationen)

.   Mundraum (Deformationen, Defekte, Infektionen an Zähnen, Zahnfleisch, Zunge, Mundhöhle, Schleimhaut)

.   Finger- und Fußnägel (Deformationen, Defekte, Infektionen)

1.1.3.7. Bewegung

Im grobmotorischen Bereich gehört zunächst einmal die ‚Mobilität' zum Beobachtungfeld der Bewegung. Mobilität beschreibt die Fähigkeit, seine Bewegungen bewusst zu steuern (Lagewechsel, Aufstehen, Hinsetzen, Hinlegen, Gehen, Beugen, Bücken, Strecken). Ein ergänzender Aspekt ist die ‚Aktivität', die auf der Mobilität aufbaut. Liegt Aktivität vor, können willkürliche, komplexe Handlungen durchgeführt werden. Im Rahmen der Feinmotorik geht es im Wesentlichen um die Hand- und Fingerfertigkeit, etwa, um Gegenstände zu greifen.[97]

Beobachtungsfaktoren:

.   Grobmotorische Beweglichkeit (Muskeltonus, Spastiken, Rigor, Ataxien, Lähmungen, Gleichgewichtsstörungen, Krämpfe etc.)

.   Feinmotorische Beweglichkeit

---

[95] Vgl. Messer, Tägliche Pflegeplanung in der stationären Altenpflege, S. 192.

[96] Ebenda, S. 191.

[97] Vgl. Bierhinkel, Angehörige zu Hause pflegen, S. 15.

1.1.3.8. Kommunikation

Bei eingeschränkter oder fehlender Kommunikationsfähigkeit kann der hierdurch reduzierte zwischenmenschliche Kontakt zu einer sozialen Isolation führen.[98] Kommunikation ist vielfältig. Zu einer direkten Kommunikation gehört der persönliche Austausch mittels Sprache bzw. Sprechen. Daneben sind Zuhören, Lesen und Schreiben in der Kommunikation verortet. Einen besonderen Bereich stellen die Körpersprache und -haltung dar, die als nonverbale Kommunikationsmittel gerade in der Palliativpflege von Bedeutung sind.

Beobachtungsfaktoren:

. Sprache (Wortschatz, Ausdrucksvermögen, Satzbau, Gefühlsausdruck)
. Sprechen (Stimme, Ton, Sprechtempo, Lautstärke, Artikulation)
. Zuhören (Aufmerksamkeit, Blickkontakt, nonverbale Zeichen)
. Schreiben (Beeinträchtigungen, Hilfsmittelverwendung, etwa Schreibtafeln, Bilder, Symbole etc.)
. Körpersprache (Mimik, Gestik, Berührung, Körperhaltung und -kontakt)
. Körperhaltung (aufrecht, locker, müde, verkrampft, etc.)
. Kurz- und Langzeitgedächtnis

1.1.3.9. Umgebungsgestaltung

Gemeinhin wünschen sich Menschen für ihr Wohlbefinden eine sichere Umgebung.[99] Ihre bewusste Gestaltung ermöglicht es, sichere und zugleich wohnliche, atmosphärisch einladende Rahmenbedingungen zu realisieren.[100] Die Umgebungsgestaltung beinhaltet zum einen Aspekte wie den Gefahrenschutz, etwa durch Reduktion der Sturz-, Verletzungs-, Weglauf- oder Verwahrlosungsgefahr etc.; zum anderen jedoch dient sie auch der Vermittlung von Geborgenheit sowie der Erhaltung der Eigenständigkeit des sterbenden Menschen. Hier geht es insbesondere darum, mit ihm gemeinsam zu überlegen, welche persönlichen Gegenstände, Hilfsmittel und Orientierungshilfen (Kalender, Radio, Uhr, Fernseher, Zeitung, Pflanzen etc.) eine wohlige Atmosphäre der Behaglichkeit und der emotionalen Sicherheit unterstützen könnten. Doch nicht nur die räumliche Ausstattung, also die Art und Anordnung der Einrichtungsgegenstände sowie der persönlichen Dinge, des

---

[98] Vgl. Seel, Die Pflege des Menschen, S. 710.

[99] Brunen/Herold, Ambulante Pflege, S. 503.

[100] Vgl. Hierzu auch Bundesarbeitsgemeinschaft Hospiz e.V. u.a. (Hrsg.), Sorgsam, B 23.

Bettes und der Sitzgelegenheiten ist von Bedeutung, sondern auch Kriterien wie etwa die Gestaltung des Tageslaufs[101], dessen Kontinuität wesentlich zum Sicherheitserleben beitragen kann.

Beobachtungsfaktoren:

- Individuelle Bedürfnisse und Wünsche (persönliche Gegenstände, Tagesgestaltung, Teilnahme am gesellschaftlichen Leben)
- Barrierefreie Gestaltung der Räume und Außenbereiche (Handläufe, Aufzüge, Sitzmöglichkeiten, Patientenlifter, Bettschutz, zur Verfügung stellen von Hilfsmitteln wie Rollstühle, Rollatoren)
- Raumgestaltung (Tageslicht, Bepflanzung, Farbkonzept, Mobiliar, Übersichtlichkeit, Orientierungshilfen, Beleuchtung, kontrastreiche Umweltgestaltung, Strukturierung, Rückzugsmöglichkeiten, Sauberkeit und Hygiene)
- Raumluft und -feuchtigkeit, Raumtemperatur, Frischluftzufuhr, Gerüche etc.

1.1.3.10. Beziehungs- und Interessensgestaltung

Soziale Kontakte, Beziehungen und Zwischenmenschlichkeit sind für die meisten Menschen, und einmal mehr für Menschen in der letzten Lebensphase, existentiell. Der Bedarf nach Intensität und Anzahl der sozialen Kontakte ist dabei individuell. Fehlen sie jedoch gänzlich, besteht die Gefahr, dass Gefühle von sozialer Isolation entstehen.[102] Eingebunden sein in ein sicheres Beziehungsgefüge gehört demnach zur Lebensqualität. Ein solches Beziehungsgefüge bieten in der Regel die Zugehörigen des sterbenden Menschen. Daneben spielt die eigene Interessensgestaltung sowie die Teilnahme am gesellschaftlichen Leben, wie etwa Veranstaltungen kultureller und geselliger Art eine wesentliche Rolle.

Beobachtungsfaktoren:

- Individuelle Freizeitinteressen, Haustiere
- Individuelle Bedürfnisse (Ruhe, Abstand, Kontakt, Alleinsein, Gemeinschaft)

---

[101] Vgl. ebenda, B 3.
[102] Vgl. Köther, Altenpflege, S. 825.

- Verhalten und Körperhaltung (Anzeichen für Vereinsamung, Isolation, Überanstrengung, Ermüdung, Überforderung)
- Zugehörigenbesuch (Häufigkeit, Intensität, Interaktion, Konflikte)

1.1.3.11. Versorgung des Verstorbenen

Nach seinem Ableben findet die letzte Versorgung des Verstorbenen statt; sie ist Teil der hospizlichen Abschieds- und Trauerkultur. Im Rahmen der Versorgung wird der Körper des Verstorbenen gepflegt, gekleidet und aufgebahrt.[103] Die Versorgung des verstorbenen Gastes findet auf Wunsch unter Einbeziehung der Zugehörigen statt.

Beobachtungsfaktoren zu Lebzeiten

- Individuelle Kleidungswünsche und Kosmetika
- Individuelle kulturelle und spirituelle Rituale (Waschungen, Musik, Düfte, Kerzen, Segnungen, Gebete, Symbole etc.)
- Individuelle Wünsche für die Aussargung (Einsargung in Anwesenheit der Zugehörigen, Mitgaben von persönlichen Gegenständen in den Sarg)
- Individuelle Abschieds- und Erinnerungsrituale (Literatur, Musik etc.)
- Individuelle Besuchswünsche nach dem Versterben

1.1.4. Symptomberatung und Prozessplanung

Im Rahmen der pflegerischen Beobachtung und Befragung (Anamnese) gilt es herauszufinden, über welche Unterstützungsmaßnahmen und Bewältigungsstrategien der Sterbende verfügt, und inwieweit die erlebten Symptome das Wohlbefinden beeinflussen.[104] Da der sterbende Mensch als *„Experte seines eigenen Lebens"* gilt und er selbst am besten weiß, welche Maßnahmen er als hilfreich erlebt und welche nicht[105], ist seine Selbsteinschätzung von immenser Bedeutung. Seine Entscheidungen haben demnach *„oberste Priorität".*[106] Das bedeutet jedoch keinesfalls, dass er seine Entscheidungen alleine treffen muss. Vielmehr erfolgt eine ausführliche Symptomberatung, in deren Rahmen der Sterbende unter Abwägung der jeweiligen Vor- und Nachteile über geeignete

---

[103] Hierzu auch Bundesarbeitsgemeinschaft Hospiz e.V. u.a. (Hrsg.), Sorgsam, B 39.

[104] Vgl. Krainz/Pachschwöll, Praxiskonzept für Palliativpflege, S. 63.

[105] Löser, Palliative Care in der stationären Altenpflege, S. 98.

[106] Ebenda, S. 99.

Maßnahmen sowie über alternative Behandlungsmöglichkeiten informiert wird. Er erhält Behandlungs- und Begleitungsangebote, die er annehmen oder ablehnen kann.[107] In die Beratung werden die Einschätzungen verschiedener beteiligter, häufig externer Akteure - Ärzte, Apotheker, Physiotherapeuten etc. - mit einbezogen.

Die pflegerische und medizinische Symptombehandlung an sich ist nicht langfristig planbar. Gerade bei palliativen Settings sind Akutsituationen mit rasch wechselnden Komplikationen und Problemen nicht selten.[108] Auch können sich Bedürfnisse und Wünsche des Hospizgastes in schneller Abfolge ändern.[109] Diese wechselnden Situationen erfordern es, die Begleitung immer wieder neu auf den Gast einzustellen und auszurichten. Maßnahmen der Symptombehandlung müssen evaluiert und die Angebote wenn möglich im Dialog mit dem Gast und/oder dessen Zugehörigen erneuert werden. Auf diese Weise erhält der Sterbende eine aktuelle Entscheidungsgrundlage, auf deren Basis er seinen weiteren Weg bestimmen kann.

1.2 Psychosoziale sowie spirituelle Begleitung der Sterbenden und ihrer Zugehörigen

Der Sterbeprozess verläuft bei jedem Menschen individuell. Gleichwohl ist oft die Angst vor dem Sterben, durchmischt mit Hoffnung, diesem Ende so lange wie möglich entgehen zu können, ein Grundgefühl vieler Sterbender. Während des Sterbeprozesses erlebt der Mensch verschiedene Dimensionen, deren Beschreibung auf Elisabeth Kübler-Ross[110] zurück gehen. Diese Dimensionen werden nicht in einer bestimmten Reihenfolge erlebt; auch werden einzelne Dimensionen mitunter mehrmals oder gar nicht erfahren.[111] Einen idealtypischen Sterbeprozess gibt es nicht; vielmehr verläuft er oftmals dynamisch und unvorhersehbar.[112]

Die Dimension des ‚Nicht-Wahrhaben-Wollens' geht mit einer Verdrängung der Realität einher; die Sterblichkeit liegt außerhalb der eigenen Vorstellungskraft. Verdrängung ist in diesem Kontext ein Schutz vor

---

[107] Ebenda.

[108] Vgl. Diemer, Grundlagen der Symptomkontrolle, in: Thöns/Sitte (Hrsg.), Repetitorium Palliativmedizin, S. 13 (16).

[109] Vgl. Löser, Palliative Care in der stationären Altenpflege, S. 101.

[110] Vgl. Kübler-Ross, Interview mit Sterbenden, 1971.

[111] Vgl. Casagrande/Huber, Komplementäre Sterbebegleitung, S. 12, 13.

[112] Vgl. Student, Die Sterbephasen, 2006, S. 2, unter http://christoph-student.homepage.t-online.de/Downloads/Sterbephasen.pdf (Mai 2019).

emotionaler und seelischer Überforderung.[113] Begleitende Aussagen sind: ‚Das kann doch nicht wahr sein?' oder ‚Die haben sich bestimmt geirrt'.

Befindet sich der Sterbende in der Dimension der ‚Aggression', so kann sich Groll, Zorn und Neid auf das gesamte Umfeld richten, insbesondere auf diejenigen, die gesund sind und weiterleben dürfen. Das Ausleben der gefühlten Wut ermöglicht die seelische Entlastung.[114] Begleitende Aussagen sind: ‚Warum gerade ich?' oder ‚Das habe ich nicht verdient'.

Hat der Sterbende seine Situation akzeptiert, erlebt er nicht selten die Dimension des ‚Verhandelns'. Hier werden Gelübde abgelegt, um bestimmte Ziele und Wegmarken, etwa die Heilung, einen Geburtstag oder eine Taufe zu erreichen.[115] Begleitende Aussagen sind: ‚Wenn mich Gott leben lässt, ernähre ich mich fortan gesund' oder ‚Wenn ich nur noch die Taufe meines Enkels erleben darf (...)'.

Die Dimension der ‚Depression' ist ein Zustand der inneren Traurigkeit, Hoffnungslosigkeit und Sinnlosigkeit. Es beginnt die Trauer um den bevorstehenden Verlust des Lebens und der Familie. Zurückliegende Versäumnisse, Chancen und Konflikte sind gegenwärtig, die Schuldgefühle auslösen können.[116] Organisatorische Fragen, aber auch Aussöhnungsfragen steuern vermehrt in den Mittelpunkt. Begleitende Aussagen sind: ‚Es hat keinen Zweck mehr' oder ‚Ich habe versagt'.

Nicht alle erreichen die Dimension der ‚Annahme', die zumeist einen körperlich wie geistigen Erschöpfungszustand aufweist. Die Gewissheit ist da, dass das Leben zu Ende geht und diese Gewissheit wird angenommen. Müdigkeit und Ruhe- sowie Abgeschiedenheitsbedürfnis nehmen in der Folge zu; Kontaktfreudigkeit und Gesprächsbereitschaft hingegen nehmen deutlich ab. Der Sterbende zieht sich in seine innere Welt zurück.[117] Begleitende Aussagen sind: ‚So ist es halt' oder ‚Mag der Tod kommen'.

---

[113] Ebenda.
[114] Ebenda, S. 3.
[115] Ebenda.
[116] Ebenda, S. 4.
[117] Ebenda, S. 5.

Sterbende Menschen haben während Ihres Sterbeprozesses zeitweise ein großes Mitteilungsbedürfnis, das entsprechend der gerade erlebten Dimension von vielfältigen, mitunter verwirrenden und existentiellen Gefühlen getragen ist. Angst, Traurigkeit, Wut, Einsamkeit, Hoffnungslosigkeit, Hilflosigkeit, Verzweiflung sind häufige Gefühle, die den Sterbenden in unterschiedlicher Ausprägung begleiten. Er hat das Bedürfnis, mit seiner Trauer und all dem, was ihn innerlich bewegt, gehört und angenommen zu sein. Dazu können auch spirituelle Fragen des Lebenssinns, der individuellen Glaubensvorstellungen oder der eigenen Vergänglichkeit gehören, die vor dem Hintergrund des bevorstehenden Todes hervortreten und mit großer Angst besetzt sein können.

Auch die Zugehörigen des Sterbenden können die beschriebenen Dimensionen während ihrer Abschieds- und Trauerphase durchleben. Sie befinden sich ebenfalls in einer Lebenskrise, die - ähnlich wie beim Sterbenden - von existentiellen Gefühlen begleitet ist.[118]

Im Zentrum des Sterbeprozesses stehen Gefühle. Die psychosoziale sowie spirituelle Begleitung setzt genau hier an und rückt die Gefühle des Sterbenden sowie die seiner Zugehörigen in den Fokus.[119] Im Rahmen einer umfassenden emotionalen Unterstützung wird den betroffenen Menschen beim Erleben, Durchleben und Verarbeiten, aber auch beim Verstehen der mit Erkrankung, Tod und individuellem Glauben einhergehenden Gefühle beigestanden. Das im Rahmen der psychosozialen oder spirituellen Begleitung formulierte Angebot lädt die Betroffenen ein, über das eigene Erleben zu sprechen und signalisiert zugleich, dass niemand allein bleiben muss mit seinen Fragen, Sorgen und Gefühlen.

Die Trauerarbeit während des Sterbeprozesses ist hier ebenso verortet wie die Trauerbegleitung der Zugehörigen nach dem Ableben des Gastes. Im Kern werden die Betroffenen ressourcenorientiert im Umgang mit ihren Gefühlen, aber auch in ihrer Handlungs- und Entscheidungsfähigkeit unterstützt. Zudem wird der Zugang zu weiteren therapeutischen oder seelsorgerischen Hilfesystemen ermöglicht. Auch im Rahmen der psychosozialen oder spirituellen Begleitung ist der Betroffene Experte seiner Lebenswelt; er allein entscheidet, welches Angebot er annehmen möchte.

Zu den Voraussetzungen einer adäquaten psychosozialen Begleitung gehört auch das Erkennen sowie die Einordnung verschiedener Aspekte, wie etwa Stressfaktoren

---

[118] Ebenda, S. 1.
[119] Vgl. Becker, Beratung als pflegerische Aufgabe, S. 47.

oder Belastungen, zudem Familiendynamiken und -konflikte. Die Begleitung von Sterbenden und deren Zugehörigen kann auch eine moderierende oder mediierende Ebene aufweisen.

1.3. Komplementäre Pflegeansätze

Zur Palliativpflege gehören auch Interventionen, die neben einer körperlichen Wirkung insbesondere die seelische Ebene des Sterbenden ansprechen. Gemeint sind komplementäre Maßnahmen. Der Begriff ‚komplementär' stammt aus dem Lateinischen ‚complementum' und bedeutet so viel wie ‚ergänzend'. Komplementäre Maßnahmen sind also Therapie- oder Behandlungsansätze, die ergänzend zu den klassischen wissenschaftlichen Methoden herangezogen werden. Diese Ansätze fördern die *„Harmonisierung von Körper und Psyche sowie [die] Steigerung des individuellen Wohlbefindens."*[120] Mit Hilfe der verschiedenen Interventionen aus Körper- oder Klangtherapie-, Entspannungs- sowie energetischen und heilkundlichen Verfahren aus unterschiedlichen Kulturkreisen wird eine ‚Berührung' von Haut und Sinnen ermöglicht, die zu einer tiefen seelischen und körperlichen Entspannung führen, und zugleich wesentlich zur körperlichen Kommunikation beitragen sowie das Selbsterleben und die Selbstempfindung fördern kann. Beispielsweise setzen bereits sanfte Berührungsreize das Wohlfühlhormon Oxytocin frei. Es reguliert den Stoffwechsel, senkt den Stresspegel und hat eine beruhigende, entspannende Wirkung. Ängste nehmen ab, während ein erhöhtes Sicherheitsempfinden entsteht.[121]

In der Palliativpflege anerkannte komplementäre Pflegeansätze sind etwa die Basale Stimulation, die Klangbegleitung, prophylaktische Wickel und Kompressen, Aromatherapie, Teeanwendungen, Massage, Bachblüten, Therapeutic Touch, nur, um einige Beispiele zu benennen.

2. Palliativpflegerische Handlungsvoraussetzungen

Die palliative Betreuung und Begleitung sterbender Menschen und deren Zugehöriger setzt ein breites Spektrum unterschiedlicher Fähigkeiten und

---

[120] Krainz/Pachschwöll, Praxiskonzept für Palliativpflege, S. 64.

[121] Vgl. Staudacher, Comfort – die Spitze des Pflegebewusstseins, Geleitwort, in: Kolcaba, Pflegekonzept Comfort, S. 13 (16).

Fertigkeiten im gesamten Team voraus, insbesondere jedoch Fachkompetenz, Caring sowie ein situatives Handlungsvermögen.

2.1. Fachkompetenz

Betrachtet man den Begriff ,Kompetenz', so weist das Verständnis seines lateinischen Ursprungs ,competentia' darauf hin, dass man ,zu etwas fähig, geeignet sein' muss.[122] Bereits die Bezeichnungen ,Befähigung' oder ,Geeignetheit' lassen erkennen, dass ,Kompetenz' weitaus mehr birgt, als das Fachwissen. ,Kompetenz' umfasst ein Konglomerat eng zusammenwirkender Facetten, die in der direkten Interaktion mit dem Gast und seinen Zugehörigen sichtbar werden. In ihr vereinigen sich neben dem (1) palliativpflegerischen Fachwissen (Know-that) auch (2) Erfahrung (Know-how) sowie (3) wahrnehmende Intuition. Kompetenzentwicklung ist ein dynamischer Prozess. Sind sämtliche Kompetenzfacetten hinreichend ausgeprägt ist ein Expertenstatus gegeben.[123]

2.1.1. Palliativpflegerisches Fachwissen (Know-that)

Das pflegerische Fachwissen bezieht sich im Rahmen der Palliativversorgung auf den physischen wie psychischen Bereich. Diese Felder umfassen die sichere Stellung von Wohlbefindensdiagnosen sowie die körperliche und seelische Symptomkontrolle,

- unter Abwägung der Vor- und Nachteile der Behandlungsmaßnahmen für den Betroffenen sowie der möglichen Komplikationen,
- unter Einbeziehung interprofessioneller Fachpersonen sowie
- unter besonderer Berücksichtigung des Willens des Sterbenden und des Umfeldes.

Übergreifend ist ein Fachwissen notwendig, dass sichere Kenntnisse im Erkennen, Bewerten sowie im Behandeln der Symptome voraussetzt. Ohne Anspruch auf Vollständigkeit ergibt sich im Einzelnen folgendes Bild:[124]

---

[122] Vgl. North/Reinhardt/Sieber-Suter, Kompetenzmanagement in der Praxis, S. 42.

[123] Vgl. Benner, Stufen der Pflegekompetenz, S. 57 ff.

[124] Angelehnt an Schweizerische Gesellschaft für Palliative Medizin, Kompetenzen für Spezialisten in Palliative Care, S. 19, 21.

Symptomerkennung, sichere Kenntnisse:

- über den natürlichen Verlauf der verschiedenen, zum Tode führenden Erkrankungen
- über Epidemiologie der Symptome bei fortschreitenden Erkrankungen
- in der Unterscheidung der pathophysiologischen Mechanismen der Symptome
- über mögliche subjektive Dimensionen der Symptome
- über Symptome, die mit der Diagnosestellung und der Konfrontation mit dem baldigen Sterben einhergehen

Symptombewertung, sichere Kenntnisse:

- in der Beratung und Anwendung von geeigneten Selbst- und Fremdevaluationsinstrumenten
- in der systematischen Evaluierung der Symptome
- in der Einschätzung der Auswirkung der Symptome auf die Lebensqualität der Betroffenen

Symptombehandlung (ggf. nach Absprache mit/Anordnung durch den Arzt), sichere Kenntnisse:

- in der Ermittlung der Vorstellungen des Sterbenden/seiner Zugehörigen
- in der Auswahl der Behandlung/pflegerischen Intervention
- über die Evidenz der Wirkung von Arzneimitteln/pflegerischen Interventionen
- über alternative Anwendungsmöglichkeiten von Arzneimitteln (etwa Indikationen, Verabreichungsarten, Dosierungen)
- der wesentlichen Inkompatibilitäten/Nebenwirkungen von gängigen Arzneimitteln
- über Arzneimittel im palliativen Kontext, die ‚off-label use‘ oder ‚unlicensed use‘ verwendet werden
- über Möglichkeiten/Grenzen von Komplementär- und Alternativtherapien

Daneben sind zahlreiche, pflegefachliche Spezialkenntnisse erforderlich, die im Anhang 1 exemplarisch beschrieben sind. In allen palliativpflegerischen Bereichen sind die Fachkenntnisse durch gezielte Fort- und Weiterbildung kontinuierlich auszubauen und zu entwickeln.

2.1.2. Palliativpflegerische Erfahrung (Know-how)

Neben dem theoretischen Fachwissen existiert ein weiteres Wissensfeld, nämlich das Feld des praktischen Wissens, das auch als ‚Know-how‘ bezeichnet wird. ‚Know-how‘ entwickelt sich durch Berufserfahrung. Erst die Erfahrung mit differenzierten Pflegesituationen lässt praktisches Wissen entstehen.[125] ‚Erfahrung‘ ist in diesem Zusammenhang der Teil der Kompetenz, der - sofern er reichhaltig und ausgeprägt ist - den Anfänger vom Experten unterscheidet.[126]

Gemeinhin gründet Erfahrung auf dem wiederholten Wahrnehmen oder Erleben von Ereignissen, die sich im Rahmen der *„Auseinandersetzung mit den Arbeitsaufgaben, aber auch mit anderen Lebenssituationen sowie mit sich selbst ergeben. "*[127] Kurz gesagt: Erfahrung ist wiederholtes, bewusstes Erleben. Führt die Erfahrung durch Reflexion zu einer verstetigten Veränderung im Wissen sowie im Verhalten, spricht man von Lernen.[128]

Eine reichhaltige ‚Erfahrung‘ in der Palliativpflege ermöglicht die Entwicklung eines ‚geübten Kennerblicks‘, der dazu befähigt, kleine, feine Abweichungen im Gesundheits- oder Befindenszustand des Gastes sowie in seinem Umfeld zu erkennen.[129] Das Erleben vielfältiger, jedoch vergleichbarer Praxissituationen fördert die Ausbildung einer Handlungssicherheit, im Rahmen derer selbst Krisensituationen rasch erfasst werden und ein umgehendes Handeln möglich ist.[130] Die Erfahrung ist damit ein nicht weg zu denkender Teil der Fachkompetenz.

2.1.3. Wahrnehmende Intuition

So wie das praktische Wissen bzw. das Know-how mit dem Erfahrungsschatz wächst, so nimmt auch die Intuition als integrierte Erfahrung kontinuierlich zu. Intuition ist wie die Erfahrung auch ein Wahrnehmen oder Erleben, jedoch auf einer

---

[125] Vgl. Benner, Stufen der Pflegekompetenz, 2017, S. 46; Heißenberg/Lauber, Berufliche Handlungskompetenz, in: Lauber (Hrsg.), Grundlagen beruflicher Pflege, Band 1, S. 69 (78).

[126] Vgl. Heißenberg/Lauber, Berufliche Handlungskompetenz, in: Lauber (Hrsg.), Grundlagen beruflicher Pflege, Band 1, S. 69 (78).

[127] Bruggmann, Die Erfahrung älteren Mitarbeitern als Ressource, S. 48.

[128] Vgl. Woolfolk, Pädagogische Psychologie, S. 257.

[129] Benner spricht hier von der ‚Sensibilität für feine qualitative Unterschiede‘, vgl. Benner, Stufen der Pflegekompetenz, S. 48, 49.

[130] Ebenda, S. 50 ff.

unbewussten, mitunter pathischen Art und Weise.[131] Sie ist ein implizites Wissen[132], ein Verstehen, das ohne einen erklärenden Gedankenprozess, ohne eine bewusst reflektierte Schlussfolgerung existiert.

Intuition ist eine Wahrnehmungsweise[133] und als solche gehört sie zur pflegerischen Beobachtungskompetenz. Intuitives Verstehen hilft das Wesentliche selbst in komplexen Situationen klar zu erkennen und hierauf aufbauend Interventionen abzuwägen, das Vorgehen zu priorisieren und sichere Entscheidungen zu treffen. Auch ist es die Intuition, die ein vorausschauendes, vorsorgliches Denken und Handeln ermöglicht, und zugleich die Fähigkeit erhöht, jederzeit und ad hoc auf Unerwartetes, auf Probleme und Komplikationen unter Berücksichtigung der Bedürfnisse des Sterbenden reagieren zu können.[134]

Intuition ist neurowissenschaftlich erklärbar. Das intuitive Erfahren oder Wissen wird durch so genannte Spiegelphänomene hervorgerufen.[135] Spiegelnervenzellen oder Spiegelneurone können Impulse empfangen, die von Blicken, von der Stimme, von der Mimik, von Bewegungen oder der Körperhaltung des anderen ausgehen, und im Betrachter den Gefühlszustand des Gegenübers nachempfinden lassen.[136] Ebenso können *„Reize unterhalb der Bewusstseinsebene registriert werden."*[137]

Spiegelneurone sind in der Lage, Vorerfahrungen zu speichern, die in Sekundenschnelle abgerufen werden können, wenn dies für die Einschätzung der Situation notwendig ist. Hier wird verdeutlicht, wie tief die zwischenmenschliche Verständigung in den Gehirnfunktionen verwurzelt ist. Intuition gilt heute als Trigger für die Auslösung von Handlungsimpulsen im Gehirn.[138] Sie hilft, Komplexität zu verringern und damit eine situative Überforderung zu vermeiden.

---

[131] Vgl. Berne, Transaktionsanalyse der Intuition, S. 36.

[132] Vgl. Bauer, Warum ich fühle, was du fühlst, S. 28.

[133] Staudacher, Exellente Pflege im 21. Jahrhundert, in: Benner, Stufen der Pflegekompetenz, S. 23 (35).

[134] Ebenda; Benner spricht in diesem Kontext von ‚Schärfe der Wahrnehmung', ‚Denken in Aktion', ‚Vorausschauend handeln' und ‚höchste Flexibilität'.

[135] Vgl. Bauer, Warum ich fühle, was du fühlst, S. 28.

[136] Staudacher, Exellente Pflege im 21. Jahrhundert, in Benner, Stufen der Pflegekompetenz, S. 23 (36).

[137] Grabner-Weihs, Intuition in professioneller sozialer Arbeit, S. 44.

[138] Staudacher, Exellente Pflege im 21. Jahrhundert, in Benner, Stufen der Pflegekompetenz, S. 23 (36).

2.2. Caring

Der Zustand von Entspannung und Wohlbefinden impliziert häufig mehr als nur die Abwesenheit von Schmerzen und anderen Symptomen. Denn Wohlbefinden geht für viele mit dem Erleben von Mitgefühl, Zuwendung, Geborgenheit und Vertrauen einher. Eine rein symptomlindernde Pflege vermag diese Bedürfnisse nicht gänzlich zu befriedigen.[139] Gerade für Sterbende ist es wichtig, eine wohltuende Gegenerfahrung zur allgegenwärtigen Unsicherheit sowie zum Belastungsempfinden zu erleben, die nur in einer wertschätzenden Beziehungsgestaltung ermöglicht werden kann. Die innere Haltung, aber auch die Handlungen, die hierfür notwendig sind, um einem Menschen das Gefühl zu vermitteln, sich feinfühlig verstanden zu wissen, akzeptiert zu sein und geborgen zu fühlen, bezeichnet man gemeinhin als ‚caring'.

‚Caring' leitet sich vom englischen Begriff ‚care' ab. ‚To care' steht zum einen für ein ‚sich sorgen um', ganz im Sinne eines mitfühlenden, einfühlsamen Daseins; zum anderen impliziert der Begriff jedoch auch ein ‚sorgen für' und verkörpert damit einen helfend oder unterstützend handelnden Aspekt. In der Gesamtschau kann ‚Caring' deshalb mit ‚liebevolle Fürsorge' übersetzt werden.

‚Caring' ist ein zentrales Element in der Palliativpflege. Denn will man das Wohlbefinden des Sterbenden verbessern, so gelingt dies erst oder nur, wenn alle pflegerischen Maßnahmen und Interventionen, jede Berührung, jede Ansprache, jeder Blick auf eine sehr zugewandte, fürsorgliche Art und Weise durchgeführt und hiervon ausgehend ganz unmittelbar auf der seelischen Ebene erfahrbar gemacht werden. *„Jedes pflegerische Tun sollte von Caring durchdrungen sein."*[140]

‚Caring' kann als Ausdruck einer bewussten Beziehungsgestaltung verstanden werden; ‚Caring' ist empathische Haltung, Kommunikation und Handlung zugleich.

---

[139] Staudacher, Comfort – die Spitze des Pflegebewusstseins, Geleitwort, in: Kolcaba, Pflegekonzept Comfort, S. 13 (14, 15).
[140] Ebenda, S. 13 (16).

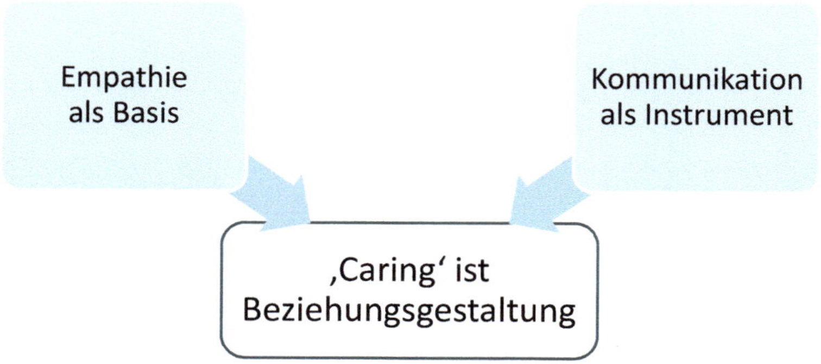

Abb. 7: Caring als Ausdruck bewusster Beziehungsgestaltung auf der Basis von Empathie und Kommunikation.

2.2.1. Empathische, einfühlsame Grundhaltung

Aus konstruktivistischer Sicht ist es kaum möglich, zu wissen, was der andere denkt, wie er die Welt sieht oder was er fühlt. Dies gilt einmal mehr in Zeiten, in denen sich der andere in seine eigene Welt zurück zieht und ,stumm' wird, etwa weil er Schmerzen hat oder andere existentielle Sorgen. In einem solchen Fall kann Empathie eine Brücke sein, die den Zugang zur scheinbar verschlossenen Welt des anderen wieder öffnet.[141] Empathie ist ein einfühlsames Verstehen, genau genommen ein Verstehensprozess, in dessen Rahmen Gefühle und Stimmungen, aber auch Absichten, Gedanken und Sichtweisen wahrgenommen und verstanden werden können.[142] Empathie ermöglicht die Teilhabe an der Welt des anderen, ohne sich mit ihr zu identifizieren. Das unterscheidet das einfühlsame Verstehen vom Mitleid. Denn Mitleid ist das *„Erleben von Leid [...] wie eigenes Erleiden [...]."*[143]

Unterstützt wird die empathische Haltung durch eine bewusste Kommunikationsgestaltung.

---

[141] Vgl. Zderad, Empathie in der Pflege, in: Schaeffer/Moers/Steppe/Meleis (Hrsg.), Pflegetheorien, S. 171 (171, 172).

[142] Ebenda, S. 171 (172); vgl. auch Altmann, Empathie in sozialen und Pflegeberufen, S. 7, 10, 12.

[143] Brockhaus, Mitleid, unter https://hs-osnabrueck.brockhaus.de/enzyklopaedie/mitleid (Mai 2019).

2.2.2. Bewusste Kommunikationsgestaltung

Der Kern einer jeden zwischenmenschlichen Beziehung, so auch der Pflegebeziehung zum Sterbenden, ist Kommunikation. Kommunikation ist daher das Instrument der Wahl, Dreh- und Angelpunkt eines jeden Pflegegeschehens, wenn es darum geht, eine wertschätzende Beziehung entstehen zu lassen.

Kommunikation kann als ein Prozess des Abstimmens beschrieben werden, mit dem Ziel, eine Verständigung auf der Basis einer gemeinsamen Wirklichkeit zu schaffen. Sie dient dazu, den gemeinsamen Begegnungs- und Kontaktraum mit dem Gast oder dessen Zugehörigen bewusst zu gestalten. Und das kann mit Hilfe verschiedener Kommunikationsinstrumente gelingen.

Eine besondere Bedeutung wird dem Instrument des aktiven Zuhörens beigemessen, das auf Carl R. Rogers zurückgeht, dem Begründer der klientenzentrierten Gesprächsführung.[144] Aktives Zuhören ist ein authentisches Zuhören, einhergehend mit einer ungeteilten Aufmerksamkeit, einem aufrichtigen Interesse am anderen, dem eine bedingungslose Akzeptanz und Einfühlung entgegengebracht wird. Die Anliegen, Wünsche, Bedürfnisse und Gefühle des Gegenübers werden wahrgenommen und gespiegelt, offene Verständnisfragen werden gestellt. Das Gehörte oder Wahrgenommene wird sodann mit eigenen Worten wiedergegeben (Paraphrasierung). Es wird nicht bewertet oder mit einem Ratschlag versehen. Durch die wertfreie Wiedergabe des Gehörten wird auf einfühlsame Art und Weise Beachtung und Akzeptanz vermittelt. *„Auf der Beziehungsebene führt das aktive Zuhören zum Aufbau eines gegenseitigen Vertrauens; auf der semantischen Ebene erfolgt durch Nachfragen und Paraphrasieren"* die Herstellung einer gemeinsamen Verstehenswelt.[145]

Umrahmt wird das aufmerksame Zuhören von einem einfühlsamen, suchenden Fragen. Fragen dienen dazu, den Dialog lebendig zu halten, aber auch, um eine gezielte Verständigung herbei zu führen. Sie signalisieren Interesse und haben eine einladende, gesprächsfördernde Wirkung.

---

[144] Vgl. Specht-Tomann, Ganzheitliche Pflege von alten Menschen, S. 52.

[145] Bartlakowski, Die Führungskraft als Coach, in: Bibliotheksdienst, S. 474 (483).

Die Kommunikation verläuft nach hermeneutischen Gesichtspunkten; die Kommunikationsinstrumente helfen dabei, immer tiefer in eine gemeinsame Verständigung vorzudringen.

2.3. Situatives Handlungsvermögen

Der Krankheits- oder Symptomverlauf Sterbender ist häufig unvorhersehbar. Die schweren, weit fortgeschrittenen Krankheitsbilder bedingen, dass es nicht selten für Hospizgäste und Zugehörige zu bedrohlich wirkenden Situationen und rasch wechselnden Symptombildern kommen kann. Doch nicht nur medizinische oder pflegerische, sondern auch psychosoziale Bedürfnisse und spirituelle Aspekte können sich in ihrer Priorisierung für den Gast verändern. Jede Pflegehandlung muss sich immer wieder neu den veränderten Bedingungen anpassen. Dies erfordert die Fähigkeit, sich jederzeit flexibel auf neue Situationen einstellen zu können und das eigene Handeln situativ nach der jeweils vorliegenden Rahmenbedingung auszurichten. Pflegefachlichkeit und Zuwendungsorientierung gehen dabei ‚Hand in Hand'.

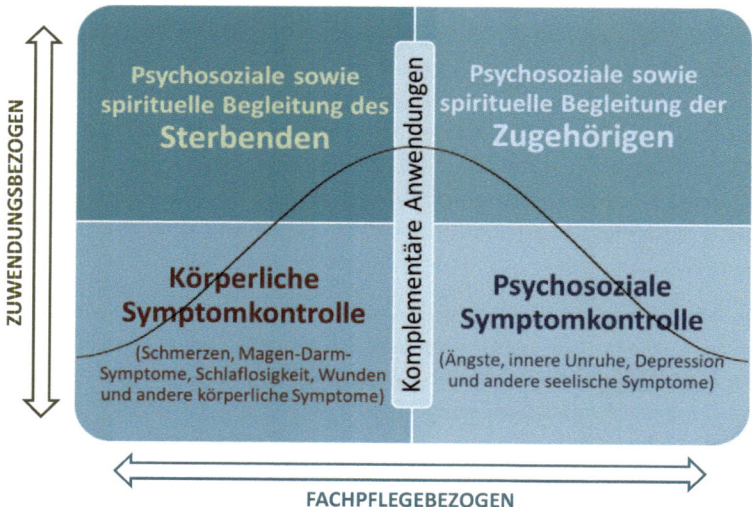

Abb. 8: Der Situative Pflegeansatz setzt eine flexible Einlassung auf sich ändernde Bedingungen, Bedürfnisse und Symptome voraus. Die Grenzen zwischen den hier dargestellten, einzelnen Bereichen sind fließend.

Der hier beschriebene ‚situative Pflegeansatz' bedarf eines vorausschauenden, prophylaktisch pflegerischen Handelns im Kontext eines ständigen Wechsels zwischen den unterschiedlichen, mitunter eng miteinander verzahnten und ineinander fließenden Anforderungen aus den Bereichen der Symptomkontrolle sowie der psychosozialen resp. spirituellen Begleitung.

V. Schritte des palliativen Pflegeprozesses

Der Pflegeprozess ist ein dynamisches Interaktionsgeschehen, ein Instrument zur bewussten Beziehungsgestaltung und Problemlösung, dem im Hospiz eine palliativpflegerische Orientierung zugrunde liegt und der zugleich Ausdruck eines gemeinsamen Lernens ist.

Er dient insbesondere:

- der systematischen kontinuierlichen Erfassung der Ressourcen des Gastes sowie seiner Zugehörigen,

- dem Verstehen seiner alltäglichen, aber auch seiner speziellen Bedürfnisse und Wünsche,

- dem gemeinsamen Erarbeiten und Vereinbaren von Maßnahmen und Interventionen zum größtmöglichen Erhalt sowie ggf. zur Verbesserung des Wohlbefindens, stets vor dem Hintergrund der pflegerischen professionell-fachlichen Wissensgrundlage,

- dem Festlegen von Verantwortlichkeiten für die Durchführung einzelner Unterstützungsleistungen und

- der gemeinsamen Überprüfung der Wirksamkeit von Maßnahmen und Zielsetzungen.

Der Pflegeprozess ist an sich ein vergangenheitsorientierter Lernprozess, der gemeinsam mit dem Gast stattfindet; er kann mit Hilfe des PDCA-Zyklus oder Deming-Kreises visualisiert werden. Die Abkürzung ‚PDCA' bedeutet ‚Plan, Do, Check, Act'. Sehr pragmatisch formuliert, werden ausgehend von einer Pflegeplanung und daraus hervorgehender pflegerischer Vereinbarung Maßnahmen durchgeführt, deren Wirksamkeit beobachtet und reflektiert wird, bevor auf der

Basis dieser Informationen der Handlungsplan gemeinsam mit dem Gast verfeinert, angepasst oder gänzlich verändert wird.[146]

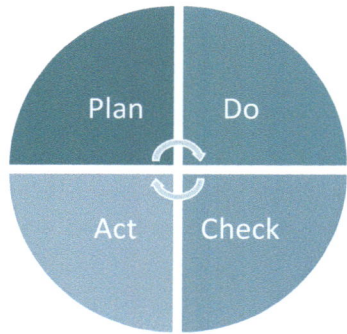

Abb. 9: PDCA-Zyklus nach Deming als dynamische Prozessgestaltung.

Der PDCA-Zyklus verbildlicht keine lineare Methode, sondern einen ständigen Wechsel zwischen der theoriebasierten Planung, verkörpert durch Ideen oder Hypothesen, und ihrer praktischen Umsetzung bzw. Reflexion. Ein Stillstand existiert nicht. Es ist vielmehr ein Prozess der kleinen Schritte, der sich hermeneutisch in einer Art Spirale fortsetzt.

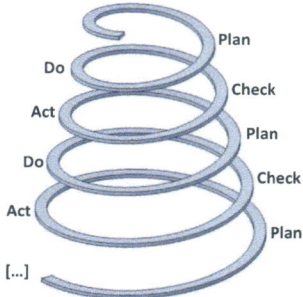

Abb. 10: Die PDCA-Spirale als hermeneutisches Erkenntnisverfahren.

---

146 Vgl. Schäfer, Lebenslanges Lernen, S. 55.

Überträgt man nun die PDCA-Schritte auf den palliativen Pflegebereich, so zeigt sich folgendes Bild:

1. Pflegeplanung und pflegerische Vereinbarung

Eine Besonderheit der hospizlichen Pflege stellt die immer wieder situativ zwischen der Pflegekraft und dem Gast getroffene pflegerische Vereinbarung dar. Diese Pflegevereinbarung beruht auf der fachlichen Expertise der Pflegekraft, die ihr (Erfahrungs-)Wissen und Ihr Können dem Gast dialogisch zur Verfügung stellt. Sie ermittelt anhand der persönlichen Ziele des Gastes einen Maßnahmenplan und stimmt diesen in jeder Begegnung mit dem Gast ab. Daher befindet sich diese pflegerische Vereinbarung in einem stetigen Wandel. Um diese Besonderheit der pflegerischen Vereinbarung abzubilden, ist der PDCA-Zyklus um einen Aspekt ergänzt worden: „Talk" - die Abstimmung der Maßnahmen mit dem Hospizgast.

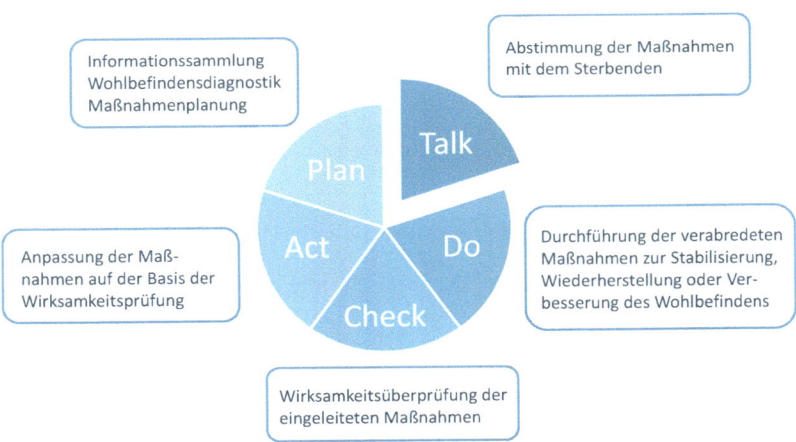

Abb. 11: Die PTDCA-Phasen des palliativen Pflegeprozesses sind eng miteinander verzahnt und folgen keiner ‚festen' Chronologie.

Jede pflegerische Maßnahmenplanung beginnt mit einer Informationssammlung. Erfasst werden neben den personenbezogenen Daten die Informationen zur Krankheitsgeschichte, zum individuellen Krankheitserleben, zur Symptomlast, zu den Lebensgewohnheiten und -umständen einschließlich der Biographie und der familiärsozialen Situation des Gastes sowie zum spirituellen Hintergrund. Daneben werden besondere Wünsche aufgenommen, beispielsweise bezüglich der Gestaltung des Tageslaufes oder der gewünschten Ernährung. Die Informationssammlung beginnt beim Erstkontakt und setzt sich während der gesamten Aufenthaltsdauer des Gastes im Hospiz fort.

Vordergründig bildet - neben den verschriftlichten Informationen aus dem Arztbrief, der Patientenverfügung etc. - der interessiert fragende und empathische Dialog den Rahmen für die Informationsgewinnung. Das Erleben des Sterbenden steht hier im Fokus. Daneben sind Beobachtung sowie die intuitive und pathische Wahrnehmung relevante Erkenntnisweisen, die in die Informationssammlung einfließen können.

Gemeinsam mit dem Gast werden die gewonnenen Erkenntnisse in Bedürfnisse sowie in Maßnahmen zum Erhalt und zur Verbesserung des Wohlbefindens übersetzt und das weitere Vorgehen miteinander abgestimmt (Pflege- oder Symptomdiagnose sowie realistische Stabilitäts- oder wenn möglich Verbesserungsziele). In diesem Kontext werden gemeinsam mit dem Sterbenden die folgenden Kernfragen bewegt:

. Wodurch ist das aktuelle Wohlbefinden beeinträchtigt und wodurch könnte es verbessert werden?

. Welche potentiellen Risiken bestehen, die das Wohlbefinden beeinträchtigen könnten?

. Welche Pflegemaßnahmen werden vom Gast akzeptiert bzw. gewünscht?

. Über welche Ressourcen verfügt der Gast (für die psychische, physische und seelische Schicksalsbewältigung)

Sofern der Sterbende aufgrund seines Allgemeinbefindens nicht dazu in der Lage ist, die oben genannten Kernfragen zu bewegen, entscheidet die Pflegekraft auf Basis ihrer Beobachtung, der Anamnese sowie der situativen Gegebenheit, und zieht, sofern möglich und sinnvoll, die Zugehörigen sowie das interdisziplinäre Hospizteam in die Entscheidungsfindung mit ein.

Aufgrund der rasch wechselnden Bedürfnislagen ist eine langfristige Pflegeplanung kaum möglich, und in der Palliativpflege, die höchste Flexibilität verlangt, auch nicht grundsätzlich sinnvoll.

2. Pflegedurchführung und –evaluation

Idealtypisch folgt die Pflegedurchführung der Pflegeplanung. Mithilfe der Durchführung der vereinbarten Maßnahmen sollen bestenfalls die erwarteten Symptome im Vorfeld verhindert, die bestehenden Symptome ‚aufgelöst' oder zumindest gelindert sowie das Wohlbefinden erhalten oder wiederhergestellt werden. In der Regel zeigt sich jedoch bereits an diesem Punkt, dass die Pflegeplanung im Palliativkontext nur eine geringe ‚Halbwertzeit' besitzt. Eine geringfügige Zustandsänderung des Sterbenden kann genügen, um die Planung zu revidieren, demnach die eingeleitete Maßnahme zu modifizieren, neu zu priorisieren oder gar gänzlich abzubrechen. Die Prozessphasen der Pflegeplanung, -durchführung und -evaluation sind somit eng miteinander verwoben, und kaum voneinander zu trennen (uno-actu-Prinzip[147]).

3. Nutzen des Pflegeprozesses im Hospizalltag

Bereits die erste Kontaktaufnahme mit dem Gast findet in Form eines Dialoges statt. Dieser Dialog vermittelt dem Gast ein spürbares Interesse an seiner Person, aber auch an seiner Geschichte und seinem sozialen Umfeld. Es ist der Auftakt zu einer sich anbahnenden, vertrauensvollen Beziehung, in deren Rahmen die Umsetzung des Pflegeprozesses gemeinsam gestaltet wird. Dies erfolgt selbstverständlich auch unter Einbeziehung der Zugehörigen. So macht ein ‚gelebter' Pflegeprozess transparent, in welcher Form und in welcher Situation Zugehörige den Sterbenden unterstützen und begleiten können.

Die Informationen aus der Informationssammlung dienen als Basis für die gesamte pflegerische Versorgung und die ganzheitliche Begleitung des Gastes und seiner Zugehörigen. Die Dokumentation des Pflegeprozesses stellt hierbei eine kontinuierliche Versorgung des Sterbenden sowie eine nachvollziehbare Entscheidungsfindung sicher. Damit garantiert die Dokumentation, dass die „wesentlichen Informationen über die mündliche Übergabe hinaus" verfügbar sind.[148] Die Kontinuität sowie die Verlässlichkeit des Betreuungsprozesses werden auf diese Weise zusätzlich erhöht.[149]

---

[147] Zum uno-actu-Prinzip ausführlicher Wirtschaftslexikon, Stichwort: uno-actu-Prinzip, unter http://www.wirtschaftslexikon.co/d/uno-actu-prinzip/uno-actu-prinzip.htm (Mai 2019).

[148] Schlettig/von der Heide, Bezugspflege, S. 168 .

[149] Ebenda.

C. ZUSAMMENFASSENDE MODELLANALYSE

Kernelement des Pflegemodells für stationäre Hospize ist die konsequente Ausrichtung aller palliativpflegerischen Handlungen an den Bedürfnissen, Wünschen und Bedarfen des Hospizgastes. Nicht die Gesundung steht im Mittelpunkt, sondern die durch das individuelle Wohlbefinden bestimmte Lebensqualität des Sterbenden. Das Spektrum des erlebten Wohlbefindens ist hierbei ebenso vielfältig und universal wie der Mensch selbst; dazu in den letzten Lebenstagen enorm wandelbar. Die Begleitung in dieser für den Betroffenen und dessen Zugehörigen instabilen und kritischen Zeit kann nur im Rahmen einer einfühlsamen, vertrauensvollen Beziehung gelingen. Palliativpflege erfordert deshalb eine individuell auf die Situation des Sterbenden zugeschnittene, bewusste Beziehungsgestaltung, dies auf der Basis eines fachlich kompetenten, empathischen und fürsorglichen Handelns.

I. Philosophische Grundüberzeugungen

Jeder Mensch konstruiert seine Wirklichkeit, sein Erleben und damit sein individuelles Verständnis von sich und seiner Umwelt. Wahrnehmungen sind verschieden (Konstruktivismus). Auch oder gerade deshalb weiß auch nur der jeweils Betroffene selbst am besten, was gut und richtig für ihn ist. Er ist ‚Experte' für sein Leben und für seine Probleme (Humanismus). Er ist ein Kenner seiner Bedürfnisse und trägt die Verantwortung für sein Wohl (Existenzialismus). Jeder Mensch sollte zu jeder Zeit situativ frei entscheiden können. Das gilt für alltägliche Lebenssituationen ebenso wie für lebensbedrohliche Situationen, wie sie krankheitsbedingt am Lebensende entstehen können.

Ohne eine dialogorientierte Grundhaltung, einhergehend mit Beobachtungsgabe, Empathie, aufrichtiger Fürsorge und einer zuwendenden Kommunikation, ist ein tiefes Verständnis von der Erlebenswelt des Sterbenden und seinen Bedürfnissen nicht möglich (Hermeneutik, Körperphänomenologie). Es ist Aufgabe der palliativpflegerischen Begleitung, zu erfahren, wo der Sterbende gerade steht, was ihn bewegt und wie zu seinem Wohlbefinden beigetragen werden kann. Zur Palliativpflege gehört die Befähigung des Gastes und seiner Zugehörigen (Systemsicht), informierte, selbstbestimmte Entscheidungen hinsichtlich des Wohlbefindens zu treffen. Denn das Ziel der Palliativpflege ist die größtmögliche Erhaltung oder, gegebenenfalls, die Verbesserung der Lebensqualität.

II. Metaparadigma

Das Metaparadigma der Pflege ist eine pflegewissenschaftliche Orientierungshilfe zur Erfassung des pflegerischen Bezugsrahmens. Sie dient dazu, die Kernaussagen von Theorien, Modellen oder Philosophien unter eine vereinheitlichte Systematik, bestehend aus so genannten pflegerelevanten Phänomenen, zusammenzufassen.[150] Das Metaparadigma ist durch vier Phänomene charakterisiert, die in einer wechselseitigen Beziehung zueinander stehen: ‚Person', ‚Umwelt', ‚Gesundheit' und ‚Pflege'. Verschiedentlich wird diese Untergliederung in der pflegewissenschaftlichen Gemeinschaft kritisiert.[151] Auch wissend, dass Pflege angesichts ihrer anspruchsvollen Komplexität an sich nicht mit Hilfe eines ‚schlichten' Paradigmas beschrieben werden kann, wird dies in der Folge gleichwohl versucht. Dies nicht zuletzt auch deshalb, weil das Metaparadigma mangels einer alternativen Beschreibungsmöglichkeit bis heute im pflegetheoretischen Kontext Bedeutung hat.

1. Person (Mensch und Menschenbild)

Der ganzheitlich zu betrachtende Mensch wird durch seine Kultur sowie durch die Werte und Normen seiner sozialen Umgebung geprägt und ist Schöpfer seiner eigenen Realität. Er hat das Bedürfnis, entsprechend seiner Vorstellungen von der Welt sowie auf der Basis seiner Werte selbstbestimmt zu leben, respektiert und angenommen zu sein. Er ist der ‚Experte' seines Lebens, und trifft vor diesem Hintergrund eigenständige Entscheidungen.

2. Umwelt (Umgebung)

Der Mensch ist ein soziales System, das sich innerhalb anderer Systeme (Familie) bewegt sowie mit anderen Systemen (Zugehörige) in Beziehung steht. Hiervon ausgehend umfasst die Umgebung alle Faktoren, Umstände und Einflüsse, die innerhalb und außerhalb des eigenen menschlichen Systems sowie der systemischen Verbindungen bestehen und die subjektive Lebensqualität, die im allgemeinen in einem Wohlbefinden ihren Ausdruck findet, im Positiven wie im Negativen beeinflussen. Zwischen dem Menschen und seiner Umgebung existiert also eine

---

[150] Vgl. Fawcett, Spezifische Theorien der Pflege, S. 18.

[151] Vgl. hierzu ausführlich Fawcett, Spezifische Theorien der Pflege, S. 13 ff.

Wechselbeziehung, die einen direkten Einfluss auf ihn und auch auf sein Befinden hat.

3. Gesundheit (Wohlbefinden)

Wohlbefinden trägt maßgeblich zur Lebensqualität bei, die jeder Mensch für sich individuell erlebt und bestimmt. Die Ermöglichung von Entspannungszuständen als heilsame Gegenerfahrung zum krankheitsbedingten Belastungserleben ist essenziell, wenn es darum geht, zum Wohlbefinden des Sterbenden beizutragen. Im Wesentlichen kann im Rahmen vierer Erlebensbereiche ein höheres Entspannungsempfinden durch Erfüllung verschiedenartiger Bedürfnisse erzielt werden: gemeint ist die psychische, die psychospirituelle, die umgebungsbezogene sowie die soziokulturelle Ebene. Auf diesen Ebenen kann durch eine gezielte pflegerische Intervention eine Wiederherstellung, eine Stabilisierung oder eine Verbesserung des Wohlbefindens möglich sein.

4. Pflege (Pflegeverständnis)

In ihrer Begleiter-, Unterstützer-, Berater- und Vermittlerfunktion stellt die Pflege ihr Fachwissen, ihre Expertise und ihre Erfahrung zur Verfügung, um dem Hospizgast und seinen Zugehörigen eine gute Basis für eigene, autonome Entscheidungen sowie für ein möglichst selbstbestimmtes Leben zu ermöglichen. Hierbei ist das Ansinnen der Pflege, durch gezielte Angebote und Maßnahmen für eine bestmögliche Gestaltung der Lebensqualität des Sterbenden zu sorgen. Pflege findet sich hier zum einen in der körperlichen bzw. seelischen Symptomkontrolle sowie in der psychosozialen, aber auch spirituellen Begleitung des Sterbenden und seiner Zugehörigen. Jede pflegerische Handlung ist konsequent ausgerichtet an den Wünschen und Bedürfnissen der Betroffenen.

D. PFLEGEPRAKTISCHE ASPEKTE DER MODELLUMSETZUNG

I. Palliative Pflegeorganisation

„Der Mensch ist für gelingende Beziehungen konstruiert." Er ist *„aus neurobiologischer Sicht auf soziale Resonanz und Kooperation angelegt [...]. Kern aller menschlichen Motivation ist es, zwischenmenschliche Anerkennung, Wertschätzung und Zuneigung zu finden und zu geben."*[152] Im Menschen ist seit seiner Geburt ein soziales Bindungssystem angelegt, das sich einmal mehr im Falle starker körperlicher und seelischer Belastungen und Erkrankungen aktiviert.[153] Insbesondere der Wunsch nach Sicherheit und Schutz lässt das Bindungsbedürfnis wachsen. Bedenkt man das, so ist es nahezu selbsterklärend, dass zwischenmenschliche Interaktion allein noch lange nicht zur Entstehung von ‚Bindung' führt. Vielmehr ist es die Komponente der ‚Fürsorglichkeit' oder ‚Feinfühligkeit', die das Bindungserleben zwischen Menschen steigern lassen.[154]

Es kommt nicht von ungefähr, dass ‚Caring' als Ausdruck einer ‚liebevollen Fürsorglichkeit' das pflegerische Handeln im Palliativkontext förmlich ‚durchtränkt'. Gerade in der letzten Lebensphase ist der ‚ummantelnde' oder ‚umsorgende' Gedanke essentiell, um Bindung zu ermöglichen und hierdurch Sicherheit und Geborgenheit zu schenken.

Will man diese Essenz in die pflegerische Praxis überführen, bedarf es einer Organisationsform, die den Bindungsgedanken unterstützt und einen Rahmen schafft, der eine bewusste Beziehungsgestaltung ermöglicht. Einen solchen Raum bietet das Pflegesystem der ‚Beziehungspflege'. Sie orientiert sich an dem Konzept des ‚Primary Nursing', welches in den sechziger Jahren in den USA entwickelt wurde[155]. Aufgrund der kleinen Organisationseinheit eines Hospizes und den damit einhergehenden häufigen Personalwechseln in der Gastversorgung ist eine Anpassung jedoch erforderlich. Generell wird im Rahmen dieses auf Beziehung gründenden Systems eine ‚kontinuierliche' Begegnung zwischen der Pflegekraft und dem Hospizgast bzw. dessen Zugehörigen gelebt, aus der eine vertrauensvolle und sicherheitsspendende Beziehung erwachsen kann. Dies gelingt am ehesten, wenn

---

[152] Bauer, Prinzip Menschlichkeit, S. 23 ff.

[153] Grossmann/Grossmann (Hrsg.), Bindung und menschliche Entwicklung, S. 23.

[154] Ebenda, S 351.

[155] Vgl. Krainz/Pachschwöll, Praxiskonzept für Palliativpflege, S. 90, 91.

insbesondere in der Anfangsphase der Begleitung und im akuten Sterbeprozess jeweils schwerpunktmäßig eine Pflegefachkraft die Begleitung übernimmt.

Im Rahmen dieses intensiven, stark dialogischen Kontaktes findet ein aufrichtiges ‚Kennenlernen' statt, das die Einfühlung in die Situation sowie in das Erleben des Sterbenden und damit die Verständigung erleichtert. Dies bietet die Chance, die Individualität des Hospizgastes in den Mittelpunkt der Palliativpflege zu rücken. Individualisierte Arbeitsabläufe, unvorhersehbare Ereignisse, wandelnde Symptome und Bedürfnisse lassen sich auf diese Weise direkter und unverzüglicher abstimmen, steuern und koordinieren.

Außerdem setzt die Beziehungspflege eine intensive Kommunikation und Dokumentation von pflegerischen und psychosozialen Fragen und Absprachen sowie von persönlichen Anliegen des Gastes und seiner Zugehörigen voraus, damit im Bedarfsfall jede Pflegefachkraft ohne größere Brüche die Begleitung des Gastes übernehmen kann.

II. Schwerpunkte in der palliativen Pflegepraxis

Ziel der Pflegepraxis ist der Erhalt der Lebensqualität des Sterbenden, die in einem individuell erlebten und empfundenen Wohlbefinden ihren Ausdruck findet. In authentischer, wertschätzender Präsenz lädt die Pflegekraft den Gast sowie seine Zugehörigen ein, ihr Erleben, ihre Vorstellungen, ihre Gefühle und Bedürfnisse aus der Sicht des Augenblicks zu beschreiben. Ein Bewerten oder Beurteilen des Geäußerten findet nicht statt. Der Kontakt- und Begegnungsraum wird hier bewusst gestaltet, so dass ein zugewandter, vertrauensvoller Gesprächsrahmen entstehen kann, um im Kontext dessen auf gemeinsamem Wege Angebote zur Erfüllung der augenblicklichen, physischen, psychosozialen oder spirituellen Bedürfnisse und Wünsche zu entwickeln.

Der Schwerpunkt der Pflegepraxis liegt damit auf der unmittelbaren Erfahrung des Sterbenden sowie auf seinem Verständnis von Wohlbefinden. In diesem Kontext gilt die Handlung der Pflegekraft als professionell, wenn ein bestmögliches Wohlbefinden erreicht werden kann. Hierfür gilt es, einen dialogischen Prozess zu initiieren, der den individuellen und situativen Unterstützungsbedarf des Sterbenden ermittelt und diesen zu erfüllen - oder konkrete Maßnahmen zu unterlassen, sofern der Gast dies wünscht.

Vor dem Hintergrund des bereits näher erläuterten PTDCA-Zyklus, umfasst die Pflegepraxis auf der praktischen Ausführungsebene die folgenden Schritte zur Wohlbefindensreflexion sowie zur Maßnahmenanalyse und -durchführung:

1. Bedürfniserfassung:

    Eröffnung eines wertfreien Dialogs (Fragen, Zuhören) unter Eröffnung eines wertschätzenden Begegnungs- und Beobachtungsraumes (Wahrnehmen/Erschließen/Erfassen),

2. Maßnahmenklärung und -vereinbarung:

    Beratung in gemeinsamer Abstimmung mit dem Gast, seinen Zugehörigen sowie im interdisziplinären Team.

3. Bedürfniserfüllung:

    Durchführung der Pflegehandlung (physisches und psychosoziales Symptommanagement sowie psychosoziale und spirituelle Begleitung).

4. Evaluation der Pflegehandlung im wertfreien Dialog.

5. Dokumentation der Pflegehandlung und deren Wirksamkeit.

III. Impulse für die palliative Pflegeausbildung

Bereits die hier nur kursorisch dargestellte Pflegepraxis gibt zu erkennen, dass die Palliativpflege - neben einer hohen pflegerischen Fachkompetenz - stark dialogisch und kommunikativ ausgerichtet ist. Die Basis jeglicher pflegerischer Intervention ist eine zwischenmenschliche, dynamische Wechselbeziehung. Pflegekräfte müssen hiervon ausgehend lernen, sich vorbehaltlos und offen dem Denken und Fühlen anderer zu nähern und dieses nicht zu beurteilen. Es kommt darauf an, den Menschen ‚dort abzuholen, wo er gerade steht', ohne ihn bevormunden, manipulieren oder kontrollieren zu wollen. Auf einer tieferen Verständnisebene bedeutet dies, ‚präsent', gegenwärtig zu sein, was sich in einer konzentrierten, ungeteilten Aufmerksamkeit zeigen kann und sich abhebt von einem routiniert, mechanisch wirkenden ‚Dasein' oder Tun. Diese Kontaktfähigkeit wird begleitet von zugewandter Offenheit, Einfühlung und Sensibilität. Die Kunst der bewussten Wahrnehmung und Beobachtung, auch nonverbaler Zeichen, ist hier ebenso entscheidend wie die kommunikativen Fähigkeiten der Pflegekraft im Kontakt mit dem Sterbenden und dessen Zugehörigen selbst.

Was hier im Fokus geschieht, ist eine ganzheitliche Begleitung des Gastes und seiner Zugehörigen. Diese Form der zugewandten Begleitung ist eine wesentliche Handlungsform in der palliativen Pflegepraxis. Gerade deshalb ist die Ausbildung oder Entwicklung einer Art ‚Begleitungskompetenz' für ein professionelles Handeln der Pflegefachkräfte im Hospiz grundlegend. Demzufolge sollten bestimmte Fähigkeiten oder Fertigkeiten in der palliativpflegerischen Aus- oder Weiterbildung vermittelt werden. Um sich diesem Aspekt zu nähern, hilft ein Blick in die psychologische Forschung, die sich verschiedentlich mit der Frage nach den Wirkfaktoren beschäftigt hat und herausfand, dass die Beziehungsqualität zwischen Therapeut und Klient - und weniger die Methodik[156] - einen erheblichen Einfluss auf den Therapieerfolg hat.[157] In der Begleitung von Menschen ist also die Qualität der Beziehung entscheidend.

Palliative Pflegefachkräfte benötigen folgende Fähigkeiten, um professionell unterstützend begleiten zu können:

Neben einer hohen Fachkompetenz braucht es insbesondere Fähigkeiten, die für eine bewusste Beziehungsgestaltung erforderlich sind. Die Art und Weise jedoch, wie eine Pflegefachkraft die Beziehung zu den Sterbenden und deren Zugehörigen aufbaut und gestaltet, wird im Grunde von ihrer persönlichen, inneren Haltung geprägt. Die Begleitungshaltung - beruhend auf individuellen Werten und der sich daraus ergebenden Handlungsweisen - ist Basis einer jeden Beziehungsgestaltung sowie einer werteorientierten, fürsorglichen Begleitung von Menschen.

Mit Blick auf die Wirksamkeit der Begleitung Sterbender und ihrer Zugehörigen dient die Begleitungshaltung zunächst dazu, eine Beziehung zwischen der Pflegekraft und dem Sterbenden zu entwickeln. Zudem bildet sie den Handlungsrahmen, in dem bestimmte Methoden der Kommunikation und Gesprächsführung zum Einsatz kommen. Auf den Punkt gebracht heißt dies, dass die Haltung über die Methode entscheidet, nicht umgekehrt.[158] Die Haltung erweist sich damit als *„Kern der beruflichen Expertise"* [159] der palliativpflegerischen Begleitung.

---

[156] Vgl. hierzu die Wirkfaktoren in der Psychotherapie nach Grawe, vgl. nur Wombacher/Bischof, Carpe Momentum - mit Achtsamkeit zu einem erfüllteren Leben, S. 26.

[157] Vgl. Schneller, „Bitte nicht helfen - es ist auch schon schwer genug". Das Auftragsdilemma zwischen Betreuung, Beratung und Psychotherapie, in: Klar/Trinkl (Hrsg.), Diagnose: Besonderheit: Systemische Psychotherapie an den Rändern der Norm, S. 90 (94).

[158] Vgl. zur Bedeutung der Haltung in Therapie, Beratung und Begleitung auch Retter, Studienbuch Pädagogische Kommunikation. Theoretische Grundlagen, praktische Übungen und Professionswissen

Sicheres Wissen um Bezüge der Kommunikation und Gesprächsführung ist ein ergänzender Schwerpunkt der Begleitungskompetenz in der palliativen Pflegepraxis. Dieses Wissen untermauert die Haltung und die zum Einsatz kommenden Kommunikationsmethoden.

Im Ergebnis wird die erforderliche, hohe palliativpflegerische Fachkompetenz ergänzt um die so genannte Begleitungskompetenz, die sich speist aus der inneren Haltung der Pflegefachkraft sowie aus der angewandten Kommunikationsmethodik.

1. Innere Haltung

Die professionelle Haltung von Pflegefachkräften im palliativen Kontext speist sich aus ganz bestimmten Einstellungen und Werten sowie einer daraus hervorgehenden grundlegenden Handlungsorientierung. In der Hospizgemeinschaft wird hier häufig von einer ‚hospizlichen Haltung' gesprochen. Die Ausbildung einer solchen Haltung gestaltet sich als ein kontinuierlicher Lernprozess, der sich nicht losgelöst von einer Persönlichkeitsentwicklung der Pflegefachkraft vollziehen kann. Darin mag auch die Herausforderung im Rahmen der palliativen Pflegeausbildung liegen. Es bedarf eines Ausbildungs- und Entwicklungssettings, im Rahmen dessen sich praktische Begleitungsarbeit mit anderen Lernszenarien aus Fort- und Weiterbildung, dem kollegialen Austausch, der Supervision, dem Selbststudium etc. sinnvoll und entwicklungsförderlich verknüpfen lassen.

Die in der palliativen Begleitung Sterbender und deren Zugehörigen erforderlichen Haltungsaspekte sind in der umseitigen Tabelle dargestellt:

---

für den pädagogischen Alltag, 2000, S. 362; Stimmer, Grundlagen des Methodischen Handelns in der Sozialen Arbeit, S. 44; Thiersch, Lebensweltorientierte Soziale Beratung, in: Nestmann/Engel/Sickendiek (Hrsg.), Das Handbuch der Beratung, Band 2, S. 699 (706); Zwicker-Pelzer, Beratung in der sozialen Arbeit, S. 45.

[159] Barthelmess, Die systemische Haltung. Was systemisches Arbeiten im Kern ausmacht, S. 9.

Haltungsmerkmal	Beschreibung
Wertschätzung und Akzeptanz	Pflegefachkräfte begegnen den Bedürfnissen, Wünschen, Einstellungen, sowie dem Verhalten der Sterbenden und deren Zugehörigen uneingeschränkt offen und wertfrei, mit Wertschätzung und Akzeptanz. Jeder ist angenommen, so wie er ist und wie er sich zeigt. Pflegefachkräfte stellen sich auf die Realität des Sterbenden und seiner Zugehörigen ein, ohne beides zu bewerten. Akzeptanz bedeutet jedoch nicht uneingeschränkte Zustimmung. Eine andere Einschätzung kann pflegefachlich notwendig und erforderlich sein; das sollte jedoch die Beziehungsebene nicht beeinträchtigen.
Authentizität und Stimmigkeit	Das Verhalten der Pflegefachkräfte im Kontakt zu den Sterbenden und deren Zugehörigen ist in sich stimmig; ihr Denken und Fühlen stimmt mit ihrem Verhalten überein. Das bedeutet, dass die Pflegefachkraft ihr inneres Erleben und Empfinden wahrnimmt, in der Lage ist, dieses zu reflektieren und ggf. auch zu benennen, wenn es der Situation angemessen ist.
Empathie und einfühlendes Verstehen	Zusammen mit einer akzeptierenden Haltung lässt sich die Pflegefachkraft auf die Perspektive, auf die Gedanken, Bedürfnisse und Gefühle des Sterbenden und seiner Zugehörigen ein und reagiert hierauf nicht mit vorschnellen Bewertungen oder Ratschlägen. Die Haltung des einfühlenden Verstehens ist nicht zu verwechseln mit Sympathie oder Mitleid.
Präsenz und Achtsamkeit	Hier geht es darum, den Sterbenden und dessen Zugehörige im gegenwärtigen Kontakt mit einer konzentrierten, wachen Aufmerksamkeit wahrzunehmen. Vorurteilsbewusst und unvoreingenommen gilt es, den Begegnungsraum gemeinsam mit dem Gegenüber zu gestalten. Dies bedarf der wachen Auseinandersetzung mit den eigenen Einstellungen, Werten und Verhaltensweisen.
Nähe und Distanz	Das bewusste Austarieren von Nähe und Distanz zwischen der Pflegefachkraft und dem Sterbenden bzw. dessen Zugehörigen ist von Bedeutung für die Beziehungsebene und damit für die Wirksamkeit der Begleitung. Jede Begleitungssituation erfordert etwas anderes, um wirksam und unterstützend zu sein; die eine den Aufbau von empathischer Nähe, so etwa im Falle von stark erlebten Emotionen, die andere die Herbeiführung einer gewissen Distanz, etwa, um die Situation des Sterbenden aus der Metaebene heraus zu betrachten und zu reflektieren

Autonomie und Bedürfnisorientierung	Jeder Mensch, so auch der Sterbende, weiß am besten, was für ihn gut und richtig ist. Der Sterbende ist Experte für sein Leben und damit auch für seinen Tod. In ihm sind alle Ressourcen versammelt, die im helfen seine Schwierigkeiten mit den Themen ‚Tod, Trauer und Sterben' ab zu mildern, zu bewältigen oder zu akzeptieren. Die Begleitung des Sterbenden im Rahmen der palliativen Pflege orientiert sich konsequent an den Bedürfnissen des Sterbenden und dessen Zugehörigen. Dabei steht im Fokus, seine Selbständigkeit so weit wie möglich zu erhalten. Er erfährt Unterstützung ‚in dem, was er noch kann'. Die Begleitung selbst ist kooperativ, dialogisch angelegt und bewegt sich stets auf Augenhöhe mit dem Sterbenden. Diese Sichtweise schließt mit ein, dass sich sterbende Menschen in der Begleitung nicht selten unselbstständig oder hilflos fühlen, dies auch zeigen und sich weniger als Experten für ihr Leben sehen. Hier gibt die Pflegefachkraft Sicherheit, Halt und Orientierung, wohl wissend, dass sie nicht die Verantwortung für das Wohlbefinden des Sterbenden übernehmen kann.
Kultursensibilität	Jeder Mensch ist in der Gestaltung seines Lebens sowie im Rahmen seiner Problemlösungen individuell und einzigartig. Diese Einzigartigkeit entfaltet sich vor dem Hintergrund von sozialem Status, Kultur, Ethnie, Nationalität, Religion, Sprache, Hautfarbe, Geschlecht und Lebensstil. Palliative Pflegefachkräfte begegnen Menschen mit anderen kulturellen Hintergründen respektvoll und offen; und setzen sich mit ihrer eigenen kulturellen Prägung sowie den damit einhergehenden Wertevorstellungen und Glaubenssätzen gegenüber anderen Kulturen auseinander und unterstützen den Sterbenden in einem ethisch angemessenen Rahmen bei der Auslebung der eigenen Kultur.
Ressourcen- und Lösungsorientierung	Der Fokus im Rahmen der hospizlichen Begleitung liegt auf der Lösung, nicht auf dem Problem. Die Pflegefachkräfte knüpfen an vorhandene Ressourcen an und unterstützt dabei, die Lebensqualität des Sterbenden zu erhalten. Hierbei konzentrieren sie sich nicht nur auf die Krankheit und ihre Ursache, sondern vor allem auf die Maßnahmen, die zu einem besseren Wohlbefinden beitragen.

Systemsicht und Zirkularität	Im Rahmen der hospizlichen Begleitung wird das Zugehörigengefüge in die tägliche Begleitung mit einbezogen. Die ‚Familie' in ihrer systemischen Gesamtheit wird betrachtet. Hierbei werden etwa soziale oder familiäre Probleme oder Themen nicht auf einseitige Ursache-Wirkungs-Mechanismen reduziert. Die Pflegefachkräfte verstehen Probleme vielmehr als sich wechselseitig beeinflussende Muster, in denen sich Wirkungen und Ursachen gegenseitig bedingen und beeinflussen.
Interesse und Zuversicht	Pflegefachkräfte, die in einem Hospiz tätig sind, haben ein aufrichtiges Interesse am Menschen, an seinem Leben, an seinen Erfahrungen, Stärken und Schwierigkeiten. Ihnen ist es wichtig, eine unterstützende Beziehung zu den Sterbenden und deren Zugehörigen aufzubauen. Im Kontakt begegnen sie den Sterbenden realistisch, wenngleich hoffnungsvoll und zuversichtlich.
Beratung und Informationsver-mittlung	Palliative Pflegekräfte kommen im Rahmen des physischen und psychosozialen Symptommanagements dem individuellen Informationsbedarf der Sterbenden und ihrer Zugehörigen nach. Dafür stellen sie ihr Fachwissen zur Verfügung, kooperieren in einem interdisziplinären Team und verweisen an Fachleute aus anderen Disziplinen, sollte dies geboten sein.
Selbstreflexion	Palliative Pflegekräfte sind sich bewusst, dass sie sich mit ihrer Person, ihren Erfahrungen, Einstellungen, Werten, Glaubenssätzen und Handlungsweisen in die Begleitungssituation einbringen. Sie nehmen wahr und reflektieren, was sie im Kontakt zum Sterbenden und seinen Zugehörigen fühlen und denken. Sie erleben ihr Verhalten bewusst und reflektieren dieses. Ihre professionelle Haltung schließt einen neugierigen und wachen Umgang mit den eigenen Persönlichkeitsthemen, Triggern und ‚blinden Flecken' ein.

Tab. 1: Merkmale einer palliativpflegerischen ‚inneren' Haltung.

2. Methoden der Kommunikation und Gesprächsführung

Eine gelingende Kommunikation bzw. Gesprächsführung hilft dabei, die Beziehungsebene zum Sterbenden und seinen Zugehörigen vertrauensvoll zu gestalten, indem aktiv auf die Gefühle sowie auf das Erleben des Gegenübers eingegangen wird. Auf der Sachebene dient eine bewusste Kommunikation dazu, Informationen zu gewinnen, die Auskunft über das erlebte Wohlbefinden des Gastes geben, um ihn auf dieser Basis weiter beraten und begleiten zu können. In diesem Kontext gilt es für die Pflegekraft zu lernen, den zwischenmenschlichen Begegnungsraum zunächst wahrzunehmen und den Kontakt zum Gegenüber bewusst zu gestalten. Hierbei helfen Kommunikationsmethoden.

Kommunikationsmethoden sind bewährte und erprobte Handlungsweisen, die in bestimmten Situationen bewusst eingesetzt werden, um eine konkrete Wirkung zu erzielen. Sie sind Interaktionshilfen. Bestenfalls ist der Einsatz einer bestimmten Methode eingebettet in eine passende, innere Haltung. Methode und Haltung müssen zusammen finden, nur dann unterstützt die Methode die Übersetzung der gelebten Haltung in ein konkretes Handeln.

Im Rahmen des Erlernens einer bewussten Beziehungsgestaltung kann die Einübung bestimmter Methoden einer wertschätzenden Gesprächsführung unterstützend sein. Hier lohnt es sich, die bereits näher beschriebene ‚hermeneutische Spirale' in Erinnerung zu rufen, die eine bestimmte Gesprächsabfolge offeriert: offenes, interessiertes Fragen - aktives oder bewusstes Zuhören - offenes, interessiertes Fragen. Zwischen den Gesprächssequenzen gilt es immer wieder, Raum und Zeit zu schenken, die ein Nachdenken oder Nachsinnen ermöglichen. Aber auch andere Methoden können hilfreich sein:

Kommunikations-methode	Beschreibung
Offene, systemische Fragen	Fragen unterstützen die Informationsgewinnung. Sie fördern und lenken den Dialog, dienen dem näheren Verstehen und bekunden ein Interesse am Gegenüber.
Aktives oder bewusstes Zuhören	Hier geht die Pflegefachkraft auf das ein, was sie von ihrem Gegenüber gehört oder wahrgenommen hat und gibt das Gehörte in eigenen Worten, paraphrasiert wieder. Mit dieser Methode kann sie überprüfen, ob das, was ihr Gegenüber mitteilen wollte, von ihr auch richtig verstanden wurde; gleichzeitig kann diese Gesprächsführung einen Raum des ‚sich verstanden fühlens' eröffnen, der es dem Gegenüber erleichtert, sich tiefer auf das Gespräch einzulassen. In einer erweiterten Form kann im Rahmen des aktiven Zuhörens auch das Benennen von gehörten oder wahrgenommenen Gefühlen einfließen; man spricht häufig auch von einem Spiegeln der Emotionen. Dieses ‚Verstehen' wird nicht selten als ausgesprochen wohltuende Intervention wahrgenommen, in der sich die Wertschätzung für die Betroffenen und ihr Erleben prototypisch äußert.
Biographiearbeit	Die Biographiearbeit ermöglicht eine mehrgenerationale Perspektive auf ihre Ursprungsfamilie. Dadurch können etwa Kontextbezüge im Falle familiärer Schwierigkeiten erforscht sowie Beziehungskonstellationen und Themen im familiären Umfeld ermittelt und betrachtet werden.
Mediative Ansätze	Die Pflegefachkraft nutzt im Rahmen ihrer psychosozialen Begleitung mediative Ansätze, um in unterschiedlichen Konflikten innerhalb des Zugehörigenverbundes des Sterbenden eine gütliche Lösung zu ermöglichen. In einem von der Pflegekraft begleiteten Gespräch werden die Beteiligten zunächst dabei unterstützt, sich auf den sachlichen Aspekt der verschiedenen Sichtweisen zu konzentrieren. Die dahinterliegenden Interessen, Bedürfnisse und Gefühle werden sodann gemeinsam heraus gearbeitet und benannt. Die jeweilige Perspektive des anderen wird hierdurch verständlicher und transparenter. Hierauf aufbauend werden die Beteiligten unterstützt, eine Verbindung zueinander aufzubauen, um sodann auf der Beziehungsebene gemeinsame Lösungen zu entwickeln.

Tab. 2: Kommunikationsmethoden im Überblick

Das hier näher skizzierte Modell der ‚Begleitungskompetenz' mit seinen Haltungsmerkmalen und Methoden kann als Impuls für die palliative Pflegeausbildung gesehen werden, einhergehend mit der Frage, welche Handlungskompetenzen Auszubildende. Im Bereich der Palliative Care - neben den pflegespezifischen Themen - für ihre zukünftige Berufspraxis erlernen sollten. Um die in der Begleitung Sterbender anspruchsvolle, palliative Pflegepraxis weiter zu professionalisieren, erscheint es hilfreich, angehenden palliativen Pflegefachkräften in ihrer Ausbildung die hier beschriebenen Merkmale der Begleitungshaltung und kommunikativen Methoden in einem hinreichenden Umfang sowie einer handlungsorientierten und selbsterfahrungsbezogenen Form zu vermitteln.

ANHANG:

Fachliche Spezialkenntnisse im Rahmen der Palliativpflege im Überblick:[160]

Schmerzen, sichere Kenntnisse:

- in der systematischen Schmerzeinschätzung (verbal / nonverbal)
- über die Pathophysiologie des Schmerzes
- über die Anwendung, analgetische Potenz und Einsatzfelder von Analgetika, Co-Analgetika sowie spezieller Analgetika (etwa Methadon, Ketamin, Lidocain), über Opioidrotation
- über nicht-medikamentöse Ansätze der Schmerzlinderung sowie mögliche Kontraindikationen
- von der Strategieentwicklung zur Behandlung von Durchbruchschmerzen, akuten und chronischen Schmerzen sowie neuropathischen Schmerzen
- im Erkennen von Faktoren, die mögliche Schwierigkeiten für eine optimale Schmerzbehandlung darstellen
- im Erkennen, in der Prävention und in der Pflege bei schmerzmittelbedingten Nebenwirkungen
- im Umgang sowie im Einsatz mit/von PCA-Pumpen (Patient Controlled Analgesia)

Atemsymptome, sichere Kenntnisse:

- über das Krankheitsbild der Dyspnoe sowie über ihre multidimensionalen Auswirkungen
- über nicht pharmakologische Ansätze der Dyspnoe-Behandlung
- über mit Dyspnoe einhergehende Begleitsymptome wie Angst, Unruhe und Behandlung dieser Begleitsymptome

---

[160] Angelehnt an den Kanon der Schweizerischen Gesellschaft für Palliative Medizin: Kompetenzen für Spezialisten in Palliative Care, 2012, S. 11 ff.

- in der Verwendung von Psychopharmaka, von Opioiden sowie von nicht-invasiven Beatmungstechniken in der symptomatischen Behandlung der Dyspnoe
- im Umgang mit anderen Symptomen des Respirationsapparates (etwa Husten, Obstruktion, Hämoptoe, Lungenembolie)
- im Umgang mit Tracheostomata

Gastro-intestinale Symptome, sichere Kenntnisse:

- von Präventionsmaßnahmen bei Obstipationsrisiko
- im Umgang mit Obstipation, Diarrhoe, Ileus, Flatulenz sowie mit Aszites
- über Indikationen, Vor- und Nachteile einer Magensonde, einer perkutanen endoskopischen Gastrostomie sowie einer perkutanen endoskopischen Jejunostomie
- in der Pflege bei Mund- und Rachenproblemen wie Soor, Mundtrockenheit, Rhagaden, Parotitis
- in der Strategieentwicklung zum medikamentösen und nicht medikamentösen Umgang mit Dysphagie, Aphasie, Dysphasie, mit Schluckauf sowie mit (chronischer) Nausea und Erbrechen

Anorexie-Kachexie-Syndrom, sichere Kenntnisse:

- vom Krankheitsbild der Anorexie-Kachexie (Appetitlosigkeit, Gewichtsverlust)
- von Ernährung, Kostformen, künstlicher Ernährung und medikamentösen sowie nicht medikamentösen Behandlungsmöglichkeiten

Hydratisierung, sichere Kenntnisse:

- über die Wirkungsweise und Resorption von enteraler oder parenteraler Hydratisierung, zum Umgang mit Infusionen sowie über die Wahl adäquater Mengen, Verabreichungs- und Flüssigkeitsarten
- über Komplikationen bei Hyperhydratisierung und Hypohydratisierung
- über die medizinischen und pflegerischen Konsequenzen von palliativer Reduktion oder Absetzung der Hydratisierung

Asthenie / Fatigue, sichere Kenntnisse:

- in der Erkennung der Asthenie / Fatigue

- über die Pflege bei Asthenie / Fatigue

Delir, sichere Kenntnisse:

- in der Erkennung eines und der Pflege bei Delir (auch hypoaktives)
- in der Unterscheidung eines Delir von kognitiven Störungen und einer Depressionen
- in der Strategieentwicklung zur pharmakologischen Behandlung sowie zur nicht-pharmakologischen Behandlung

Hämatologische Symptome, sichere Kenntnisse:

- im Umgang mit prophylaktischer oder therapeutischer Antikoagulation sowie im Umgang mit akuten und chronischen Blutungen
- zur Pflege bei Anämie, Ikterus

Urogenitale Symptome, sichere Kenntnisse:

- über die Pflege bei Inkontinenz und deren Folgen
- in der Erkennung und Pflege bei Harnwegsinfekten, Nykturie, Harnverhalt, Hämaturie

Symptome des Stoffwechsels, sichere Kenntnisse:

- im Umgang mit den Symptomen einer terminalen Niereninsuffizienz, einer terminalen Leberinsuffizienz, mit Diabetes, auch während der terminalen Phase

Dermatologische Symptome, sichere Kenntnisse:

- in der Erkennung und Klassifizierung von Wunden, den Wundheilungsphasen, primärer und sekundärer Wundheilung, Wundversorgung
- in der pflegerischen Versorgung exulzerierender Tumore sowie im Umgang mit Fisteln
- in der Strategieentwicklung zur Pflege von Wundkomplikationen (etwa Geruch, Infektionen, Schmerzen, Blutungen, Sekretionen), zur Pflege bei Juckreiz sowie zur Pflege bei Lymphödemen

Neurologische Symptome, sichere Kenntnisse:

- in der Pflege bei Verhaltens- und Bewusstseinsstörungen, bei Symptomen neuro-degenerativer Erkrankungen sowie bei epileptischen Anfällen,

Hirndrucksymptomatik, Krämpfen, Sensibilitätsstörungen nach Chemotherapie / Bestrahlung

Refraktäre Symptome, sichere Kenntnisse:

. in der Unterscheidung schwieriger Symptome von refraktären Symptomen

. über die palliative Sedierung, über deren Indikationen, über die ethischen Prinzipien und die praktische Durchführung

. über die weitere Symptombeurteilung bei sedierten Menschen

Psychiatrische Symptome, sichere Kenntnisse:

. über psychiatrische Störungen, die mit einer schweren Erkrankung einhergehen

. über sowie in der Pflege bei Depressionen

. nicht-medikamentöser, komplementärer Behandlungen

. über Antidepressiva, Anxiolytika und Neuroleptika

. zur Identifikation von Selbst- und Fremdgefährdung sowie des Suizidrisikos

Symptome in der terminalen Phase, sichere Kenntnisse:

. der Vorzeichen einer terminalen Phase

. über die wesentlichen Arzneimittel und pflegerische Interventionen bei Krisensituationen

. in der Einschätzung sowie der Pflege bei Schmerzen bei komatösen Menschen

. in der Pflege bei Dyspnoe und bei rasselndem Atem („death rattle") bei Sterbenden sowie bei psychomotorischen Unruhe

LITERATUR

Agoston, Ilona, Menschenwürde in der Pflege - Pflegetheorie und Ethik, 2010.

Altmann, Tobias, Empathie in sozialen und Pflegeberufen - Entwicklung und Evaluation eines Trainingsprogramms, 2015.

Barthelmess, Manuel, Die systemische Haltung. Was systemisches Arbeiten im Kern ausmacht, 2016.

Bartlakowski, Katja, Die Führungskraft als Coach, in: Bibliotheksdienst, 2016, S. 474 (485).

Bauer, Joachim, Warum ich fühle, was du fühlst - Intuitive Kommunikation und das Geheimnis der Spiegelneurone, 2006.

Bauer, Joachim, Prinzip Menschlichkeit - Warum wir von Natur aus kooperieren, 2. Auflage, 2008.

Bauer, Rüdiger / Jehl, Rainer, Humanistische Pflege, 2000.

Becker, Gerhild / Xander, Carola, Zur Erkennbarkeit des Beginns des Sterbeprozesses, in: Bormann, Franz-Josef / Borasio, Gian Domenico (Hrsg.), Sterben: Dimensionen eines anthropologischen Grundphänomens, 2012, S. 116 (136).

Becker, Regina, Beratung als pflegerische Aufgabe - Arbeitsmaterialien für Unterricht und Praxis, 2017.

Becker, Gerhild / Xander, Carola, Zur Erkennbarkeit des Beginns des Sterbeprozesses, in: Bormann, Franz-Josef / Borasio, Gian Domenico (Hrsg.), Sterben: Dimensionen eines anthropologischen Grundphänomens, 2012, S. 116 (136).

Benner, Patricia, Stufen der Pflegekompetenz - From Novice to Expert, 3. Auflage, 2017.

Berne, Eric, Transaktionsanalyse der Intuition - Ein Beitrag zur Ich-Psychologie, in: Hagehülsmann, Heinrich (Hrsg), Innovative Psychotherapie und Humanwissenschaften Band 45, 4. Auflage, 2005.

Bierhinkel, Curd-Jürgen, Angehörige zu Hause pflegen – Pflegehandlungen in Wort und Bild, 2008.

Binder, Hannes, Die Lebensqualität von Patienten mit chronischer Herzkrankheit, 2004, unter http://d-nb.info/973066172/34 (Mai 2019).

Boerger, Anne/Brandt, Manuela/Fuchs, Günter/Petri, Regina/Stlich. Olaf, Ganzheitliche Sicht der psychiatrischen Pflege, in: Amberger, Stefanie /Roll, Sybille (Hrsg.), Psychiatriepflege und Psychotherapie, 2010, S. 53 (65).

Brockhaus Online-Enzyklopädie, Zugang über scinos unter https://www.bib.hs-osnabrueck.de/ (Mai 2019).

Bruggmann, Michael, Die Erfahrung älteren Mitarbeitern als Ressource, 2000.

Brunen, Helgard/Herold, Eva Elisabeth, Ambulante Pflege - Die Pflege Gesunder und Kranker in der Gemeinde, Band 3, 2. Auflage, 2002.

Brunner, Ewald, Grundfragen der Familientherapie - Systemische Theorie und Methodologie, 1986.

Buchholz, Michael, Die unbewußte Familie - Psychoanalytische Studien zur Familie in der Moderne, 1990.

Büssing, Arndt/Frick, Eckhard, Psychosoziale und spirituelle Bedürfnisse chronisch Kranker, in: Büssing, Arndt/Surzykiewicz, Janusz/Zimowski, Archbishop (Hrsg.), Dem Gutes tun, der leidet - Hilfe kranker Menschen – interdisziplinär betrachtet, 2015, S. 4 - 11.

Bundesarbeitsgemeinschaft Hospiz e.V u.a. (Hrsg.), SORGSAM - Qualitätshandbuch für stationäre Hospize, 2. Auflage, 2004.

Casagrande, Christina/Huber, Gudrun (Hrsg.), Komplementäre Sterbebegleitung - Ganzheitliche Konzepte und naturkundliche Therapien, 2013.

Diemer W., Grundlagen der Symptomkontrolle, in: Thöns, Matthias/Sitte, Thomas (Hrsg.), Repetitorium Palliativmedizin - Zur Vorbereitung auf die Prüfung der Palliativmedizin, 2. Auflage, 2016, S. 13 - 25.

Eberwein, Werner, Humanistische Psychotherapie - Quellen, Theorien und Techniken, 2009.

Ecarius, Hutta, Familienerziehung im historischen Wandel - Eine qualitative Studie über Erziehung und Erziehungserfahrung von drei Generationen, 2002.

Eversmann, Ludger, Wirtschaftsinformatik der „langen Frist" - Perspektiven für Menschen, Automaten und Arbeit in der lebensdienlichen Ökonomie, 1. Auflage, 2003.

Fawcett, Jacqueline, Spezifische Theorien der Pflege im Überblick, 1999.

Frey, Irmgard/Lübke-Schmid, Leonore/Wenzel, Walther, Krankenpflegehilfe - Alle Fächer für Ausbildung und Praxis, 11. Auflage, 1996.

Friedemann, Marie-Luise/Köhlen, Christina, Familien- und umweltbezogene Pflege, 2010.

GAB München (Hrsg.), Menschen entwickeln Qualitäten, 2016.

Grabner-Weihs, Sandra, Intuition in professioneller sozialer Arbeit - Ihre Relevanz und Akzeptanz im Zuge der Professionalisierungsdebatte, 2014.

Großklaus-Seidel, Marion/Flieder, Margret/Widemann, Karen, Ambulante und stationäre Palliativpflege, 2014.

Grossmann, Klaus/Grossmann, Karin (Hrsg.), Bindung und menschliche Entwicklung - John Bowlby, Mary Ainsworth und die Grundlagen der Bindungstheorie, 2. Auflage 2009.

Habich, Marina, Lebensqualität in der Palliativpflege, in: Existenzanalyse, 2009, S. 56 - 61.

Hamdorf, Johann/Lautenschlager, Hans, Ambulante Pflege - Anleitung zur Zertifizierung für Pflegedienste nach DIN EN ISO 9001, 2017.

Hexel, M./Zeitlhofer, J., Neurophysiologische Grundlagen psychischer Prozesse, in: Frischenschlager, O./Hexel, M./Kantner-Rumplmair, W. u.a. (Hrsg.), Grundlagen der Medizinischen Psychologie, Psychosomatik, Psychotherapie und Medizinischen Soziologie, 1995, S. 88 - 98.

Heißenberg, Anja/Lauber, Annette, Berufliche Handlungskompetenz, in: Lauber, Annette (Hrsg.), Grundlagen beruflicher Pflege, Band 1, 2007, S. 69 -85.

Holm-Hadulla, Rainer Matthias, Die psychotherapeutische Kunst - Hermeneutik als Basis therapeutischen Handels, 1997.

Kaasa, S. /Loge, J.H., Quality of life in palliative medicine – principles and practice, in: Doyle, D. /Hanks, G./Cherny, N. u.a. , Oxford textbook of palliative medicine, 2004, S. 196 - 210.

King, Cynthia/Hinds, Pamela (Hrsg.), Lebensqualität. Pflege- und Patientenperspektiven - Theorie, Forschung und Praxis , 2001.

Köther, Ilka (Hrsg.), Altenpflege, 3. Auflage, 2011.

Krainz, Christiane/Pachschwöll, Gabriele, Praxiskonzept für Palliativpflege - Grundlagen für einen individualisierten Pflegeprozess, 2015.

Kriz, Jürgen, Humanistische Psychologie, Essay, unter http://www.spektrum.de/lexikon/psychologie/humanistische-psychologie/6752 (Mai 2019).

Kübler-Ross, Elisabeth, Interview mit Sterbenden, 1971.

Kullick, Petra, Pflegerische Beobachtung – Wahrnehmen, Beobachten, Beurteilen, Handeln, in: Hoehl, Mechthild/Kullick, Petra (Hrsg.), Gesundheits- und Kinderkrankenpflege, 4. Auflage, 2012, S. 162 - 173.

Lauber, Annette, Pflegetheorien, in: Lauber, Annette (Hrsg.), Grundlagen beruflicher Pflege, Band 1, 4. Auflage, 2017, S. 86 -136.

Lay, Reinhard, Ethik in der Pflege - Ein Lehrbuch für die Aus-, Fort- und Weiterbildung, 2004.

Löser, Angela Paula, Palliative Care in der stationären Altenpflege - Das passende Konzept erstellen und umsetzen, 2016.

Löser, Angela Paula, Pflegeplanung in der Palliativpflege: Sicher und kompetent handeln, 2014.

Meleis, Afaf, Die Theorieentwicklung der Pflege in den USA, in: Schaeffer, Doris/Moers, Martin/Steppe, Hilde/Meleis, Afaf (Hrsg.), Pflegetheorien, S. 17 - 29.

Meleis, Afaf, Pflegetheorien, 1999.

Meleis, Afaf, Pflegetheorie - Gegenstand, Entwicklung und Perspektiven des theoretischen Denkens in der Pflege, 1999.

Messner, Barbara, Tägliche Pflegeplanung in der stationären Altenpflege - Handbuch für eine fähigkeitsorientierte Pflegeplanung, 2008.

Moers, Martin, Leibliche Kommunikation, Krankheitserleben und Pflegehandeln, in: Pflege und Gesellschaft, 2012, S. 111 - 119.

Müller, Herbert, Arbeitsorganisation in der Altenpflege - Ein Beitrag zur Qualitätsentwicklung und -sicherung, 5. Auflage, 2015.

Neumann-Ponesch, Silvia, Modelle und Theorien in der Pflege, 2017.

North, Klaus/Reinhardt, Kai/Sieber-Suter, Barbara, Kompetenzmanagement in der Praxis - Mitarbeiterkompetenzen systematisch identifizieren, nutzen und entwickeln, 2. Auflage, 2013.

Püschel, Miriam/Bartlakowski, Katja, Hospiz-Qualität sichtbar machen, in: Die Schwester Der Pfleger, 2016, S. 80 -83.

Randall, Fiona/Downie, Robin, Philosophie der Palliative Care - Philosophie. Kritik, Rekonstruktion, 2014.

Retter, Hein, Studienbuch Pädagogische Kommunikation - Theoretische Grundlagen, praktische Übungen und Professionswissen für den pädagogischen Alltag, 2000.

Richter, Stephan Daniel, „Einmal verstehen bitte!" – Coaching und Hermeneutik, in: Triebel, Claas/Heller, Jutta/Hauser, Bernhard/Koch, Axel (Hrsg.), Qualität im Coaching, 2016, S. 143 - 154.

Rumbke, Carsten, Pflege im stationären Hospiz: Aufgaben und Ziele, in: BAG Hospiz e.V. (Hrsg.), Stationäre Hospizarbeit - Grundlagentexte zur Hospiz- und Palliativarbeit, Teil 2, 2004, S. 15 - 55.

Saar, G.W., Von Familien und größeren Unternehmen - Parallelen und Grenzen einer gemeinsamen systemischen Betrachtung, in: Wagner, Rainer (Hrsg.), Praxis der Veränderung in Organisationen - Was Systemtheorie, Psychologie und Konstruktivismus zum Verstehen und Handeln in Organisationen beitragen können, 1994, S. 89 - 124.

Schäfer, Erich, Lebenslanges Lernen - Erkenntnisse und Mythen über das Lernen im Erwachsenenalter, 2017.

Schlettig, Hans-Joachim/von der Heide, Ursula, Bezugspflege, 2. Auflage, 1995.

Schlippe, Arist von/Schweitzer, Jochen, Lehrbuch der systemischen Therapie und Beratung- Das Grundlagenwissen, Band 1, 3. Auflage, 2013.

Schmitz, Hermann, System der Philosophie, Band III, Der leibliche Raum, 2005.

Schneller, Johannes, „Bitte nicht helfen - es ist auch schon schwer genug". Das Auftragsdilemma zwischen Betreuung, Beratung und Psychotherapie, in: Klar, Sabine/Trinkl, Lika(Hrsg.), Diagnose: Besonderheit: Systemische Psychotherapie an den Rändern der Norm, 2015, S. 90 - 103.

Schweizerische Gesellschaft für Palliative Medizin, Kompetenzen für Spezialisten in Palliative Care, 2012.

Seel, Mechthild, Die Pflege des Menschen, 3. Auflage, 2003.

Specht-Tomann, Monika, Ganzheitliche Pflege von alten Menschen, 2015.

Staudacher, Diana, Exellente Pflege im 21. Jahrhundert, in: Benner, Patricia, Stufen der Pfllegekompetenz, 2017, S. 23 - 46.

Staudacher, Diana, Comfort – die Spitze des Pflegebewusstseins, Geleitwort, in: Kolcaba, Katharine, Pflegekonzept Comfort - Theorie und Praxis der Förderung des Wohlbefindens, Trost und Entspannung in der Pflege, 2002, S. 13 - 22.

Stimmer, Franz, Grundlagen des Methodischen Handelns in der Sozialen Arbeit, 2. Auflage 2006.

Student, Johann-Christoph, Die Sterbephasen, 2006, unter http://christoph-student.homepage.t-online.de/Downloads/Sterbephasen.pdf (Mai 2019)

Thiersch, Hans, Lebensweltorientierte Soziale Beratung, in: Nestmann, Frank/Engel, Frank/Sickendiek, Ursel (Hrsg.), Das Handbuch der Beratung - Ansätze, Methoden und Felder, Band 2, 2. Auflage, 2007 S. 699 - 710.

Uzarewicz, Charlotte/Moers, Martin, Leibphänomenologie für Pflegewissenschaft - eine Annäherung, in: Pflege und Gesellschaft, 2012, S. 101 - 110.

Von Foerster, Heinz, Das Konstruieren einer Wirklichkeit, in: Watzlawick, Paul (Hrsg.), Die erfundene Wirklichkeit. Wie wissen wir, was wir zu glauben wissen. Beiträge zum Konstruktivismus, 2002, S. 39 - 60.

Watzlawick, Paul (Hrsg), Die erfundene Wirklichkeit. Wie wissen wir, was wir zu glauben wissen. Beiträge zum Konstruktivismus, 2002.

Weigert, Johann, 100 Tipps für die Qualitätssicherung in der stationären und ambulanten Pflege, 2. Auflage, 2010.

Wirtschaftslexikon, Stichwort: uno-actu-Prinzip, 2015, unter http://www.wirtschaftslexikon.co/d/uno-actu-prinzip/uno-actu-prinzip.htm (Mai 2019).

Wombacher, Lisa/Bischof, Nadja, Carpe Momentum - mit Achtsamkeit zu einem erfüllteren Leben - Trainingsmanual für ein Euthymes Kurztraining, 2014.

Woolfolk, Anita, Pädagogische Psychologie, 10 Auflage, 2008.

Zderad, Empathie in der Pflege, in: Schaeffer, Doris/Moers, Martin/Steppe, Hilde/Meleis, Afaf (Hrsg.), Pflegetheorien - Beispiele aus den USA, 1997, S. 171 - 180.

Zwicker-Pelzer, Renate, Beratung in der sozialen Arbeit, 2010.